LES

NUTRIMENTS

Substances remèdes

Pierrette Jourdain

Sommaire

Tous les mots suivis d'une astérique* se trouvent dans le glossaire

On parle actuellement beaucoup des antioxydants* et des radicaux libres. J'ai eu envie d'approfondir ces notions après avoir étudié les vertus des plantes dans lesquels j'ai découvert les différents nutriments. Ces nutriments sont des constituants actifs de ces plantes et des compléments importants de notre alimentation.

Nous parlerons aussi de substances chimiques remplaçant des substances naturelles, les additifs alimentaires qui ne sont pas toujours bons pour notre organisme.

Nous nous intéresserons aux vitamines, acides aminés et oligoéléments utilisés dans les compléments alimentaires que l'on nous propose tous les jours pour palier à notre alimentation mal équilibrée et qui sont bien connus depuis longtemps. Mais on commence seulement à s'intéresser à ses constituants actifs des plantes. En effet on a remarqué que certaines substances sont capables de protéger les plantes contre certaines maladies, pourquoi ne pourraient - elles pas nous être aussi utiles. On dit depuis longtemps par exemple que de mettre de l'ail dans un bocal de haricots en grains secs évitent les bruches de se développer. L'ail contient des substances complexes qui pourraient sans doute nous protéger. Ces substances sont parfois très petites. Elles sont donc aussi appelées phytonutriments et peuvent aider notre corps à se débarrasser de ses déchets toxiques.

Avant de détailler tous ces nutriments par famille, nous allons d'abord faire un bilan de nos ennemis afin de mieux réaliser au cours de notre étude ce que nous pourrons faire pour les réduire au maximum. Nous verrons ensuite les antioxydants*et alliés de notre santé avant d'étudier tout en détail.

LES ENNEMIS DE NOTRE SANTÉ

- **Les radicaux libres**

Les radicaux libres sont des molécules ayant perdu un de leurs électrons par suite d'exposition au soleil, de la pollution ou d'usure. Ces molécules instables ou dégénérées sont appelées RADICAUX LIBRES. Elles se promènent dans tout l'organisme et arrachent un électron à d'autres molécules qui deviennent à leur tour des radicaux libres. Ils détruisent donc des molécules saines. Ce qui peut générer des lésions ou des maladies.

Chaque fois que l'oxygène entre en contact avec d'autres molécules il y a création de radicaux libres : par exemple par la respiration ou la production d'énergie par les cellules. En effet de nombreux radicaux libres nous viennent de l'extérieur. Ils peuvent endommager l'ADN de nos cellules et provoquer des mutations cellulaires. Ce phénomène est un précurseur de cancer.

Ils durcissent les artères, provoquent les maladies de l'œil (cataracte ou dégénérescence maculaire), certains cancers et le vieillissement.

Ils altèrent les lipides et peuvent être à l'origine du mauvais cholestérol le LDL (lipoprotéine de faible densité) qui va s'accumuler sur les parois des artères.

Les globules blancs génèrent des radicaux libres pour tuer les bactéries ou les envahisseurs mais créent aussi des lésions des tissus sains.

Notre corps détoxifie ces radicaux libres à l'aide d'enzymes, d'antioxydants* ou de vitamines.

Notre corps produit aussi des radicaux libres par exemple les globules blancs en luttant coutre les bactéries libèrent des électrons. Ce qui est néfaste c'est donc le grand nombre de radicaux libres dans notre organisme. C'est pourquoi il est important de manger des fruits et des légumes qui contiennent de grandes quantités d'antioxydants* naturels ou de vitamines ou du bêta carotène qui vont les inhiber*.

- **Les additifs alimentaires**

Autres ennemis de notre santé sont certains additifs qui sont de synthèse et parfois mauvais pour la santé. Ils peuvent être cancérigènes, provoquer des allergies ou diverses maladies.

-Les **colorants** à éviter sont E 102 104 110 120 122 123 124 132 154 155 180. E123, E131 et E142 sont potentiellement cancérigènes.

- Les **conservateurs** se scindent en deux groupes :
les dérivés *benzoïques* de E210 à E219 et les *nitrés* de E 243 à E252.
Ceux signalés à éviter sont E 200 210 230 235 284 285 et :
les *parabènes* qui font actuellement polémiques pour leur utilisation dans la cosmétique E 214 et 215 *l'éthylparabène* et E 216 217 le *propylparabène*. Ils sont considérés comme présentant des risques.
E 220 *l'anhydride sulfureux* utilisé pour sécher les fruits et pouvant provoquer des maux de tête ou des allergies.
E 221 à 228 les *sulfites* peuvent provoquer des allergies ou des dérangements intestinaux. Ils préviennent de l'oxydation des produits alimentaires, diminuent la décoloration et le brunissement enzymatiques des fruits frais. On en retrouve dans le vin aussi. .
E 231 et 232 le *phénylphénol* utilisé pour éviter les moisissures et sont considérés comme cancérigènes. Il est recommandé de ne pas consommer la peau des fruits traités ainsi.
E 233 le *triabendazole* qui évite aussi les moisissures dans les agrumes, les bananes et la pomme de terre. Il est aussi considéré comme cancérigène Il est recommandé de ne pas consommer la peau des fruits et légumes traités ainsi.
E 240 le *formaldéhyde* utilisé dans les produits ménagers, les cosmétiques et les textiles. Il pourrait provoquer des allergies, rhinites ou des cancers.
E 249 et 250 peuvent être cancérigènes.

- **Les conservateurs allergisants** :
(contenus dans les costmétiques chimiques)
E 319 *butylhydroquinone tertiaire* BHQT, antixoxydant * de synthèse utilisé dans l'huile de friture, toxique à haute dose.

PPD *paraphénylèndiamine* utilisé dans les teintures pour cheveux et colorants pour textile, colorant noir et caoutchouc. Il peut provoquer allergie, urticaire et doit être mentionné.
Cétyltriméthylammonium tensioactif.
Parabènes
Formaldéhyde
Triclosan biocide, pesticide organochloré antibactérien et antifongique*, perturbateur endocrinien très utilisé.

-Les **antioxygènes** à éviter sont les E 310 311 320 321 380 385.

-Les **édulcorants** sont pour la plupart dangereux comme E 951: l'*aspartame* est une substance artificielle composée de deux acides aminés L aspartique et L phénylalamine et de méthanol liquide toxique. C'est un édulcorant très controversé. Il est beaucoup utilisé dans les produits « light ».
E 962 sels d'*aspartame*.
E 954 la *saccharine* est utilisée à la place du sucre.

- Les **épaississants** que l'on conseille d'éviter sont :
E 460 la *cellulose* est un glucide principalement constitué de bois ou de coton pouvant présenter un danger (cancérigène).
E 620 l'*acide glutamique* ou *glutamate* peut provoquer des allergies. Il remplace le sel.

- Des **gélifiants** sont signalés à éviter comme la E 441 qui peut donner des allergies. Elle est extraite d'os d'animaux. D'autres agents de textures (édulcorants, épaississants, gélifiants) sont à éviter : E 430 432 441 450 469 472 (esters d'acides gras) 473 474 477 479b 491 493 494 495.

- Les **acidifiants** ou correcteurs d'acidité signalés à éviter : E 507 212 à 515 520à l 522 523 525 541à l 555 556.

- L'**aluminium** est un additif alimentaire reconnu dangereux présent dans E 520 à 523.

- Les **exhausteurs de goût** dont on doit se méfier sont :   E 620 621 à 625 627 629 630 631 632 636 637 640.
Le *glutamate monosodique* ou *GMS* E 621 est fabriqué à l'aide de bactérie parfois génétiquement modifiées et a une saveur augmentant le plaisir de manger les aliments. Il peut entraîner des problèmes de santé. Il est interdit en bio.

- Les **édulcorants** ou agents d'enrobage pouvant posés problème sont : E 900   905   912 914 950 951 952 955 962 967. Le pouvoir sucrant de ces édulcorants trompe notre organisme.
Les édulcorants intenses sont synthétiques l'aspartame, la saccharine et le sucralose.
E 951 l'*aspartame* est composé de 3 produits chimiques : l'acide aspartique, le méthanol et la phénylalamine. Il est considéré comme dangereux.
E 952 le *cyclamate de sodium* est synthétique et considéré comme cancérigène.
Les E au-delà de 100 sont divers mais peuvent aussi parfois être dangereux comme E 1 201 1 202 1520.

• Les **substances allergènes** sont des substances ou   corps organiques pouvant provoquer une réaction allergique. Les principaux allergènes devant être signalées sont :
L'*aldéhyde cinnamique* ou *cynnamel* se trouve dans la cannelle et est utilisée dans les parfums et les cosmétiques.
La *coumarine* est un agent de sapidité et vient du trèfle. On la trouve aussi dans les parfums.
L'*eugénol* extrait du clou de girofle. C'est un constituant des désinfectants utilisés pour les soins dentaires et dans les cosmétiques ou parfums.
Plusieurs terpènes utilisés dans les parfums et en cosmétique sont allergènes comme le *géraniol*, le *D-limonène* et le *linalol* qui provient de l'essence de cannelle, de fleur d'oranger ou de muguet.
Les *sulfites* (sels ou esters d'acide sulfureux) peuvent provoquer des inflammations ou de l'asthme chez certaines personnes. Ils servent de conservateurs E220 à 228 et se trouvent dans le vin (surtout le blanc moelleux et le blanc ½ sec), dans les pommes séchées et les fruits

séchés. Parfois les crevettes et les langoustines sont aussi traitées avec sans que ce soit indiqué.

Des médicaments peuvent aussi être allergènes comme les sérums et les vaccins, l'aspirine, les antibiotiques et la pénicilline.
Des aliments peuvent l'être également selon les personnes par exemple le gluten voir protéines) , l'œuf mais la liste s'allonge actuellement.

- Le **cholestérol** se présente sous deux formes :
le bon et le mauvais.
Le mauvais cholestérol ou **LDL** se dépose sur les parois des artères et peut provoquer des accidents cardiovasculaires. Il est donc à éviter. Nous verrons dans la suite ce qui peut effectivement nous en apporter.
Le bon cholestérol ou **HDL** lui protège nos artères. C'est celui qu'il faut essayer d'avoir.
Le cholestérol est un lipide, ce qui nous permettra d'en reparler lors de l'étude des lipides.

- **L'acide oxalique** est dangereux en grande quantité dans l'organisme car il inhibe l'absorption du fer non héminique et il peut provoquer des carences en minéraux car il se lie facilement avec eux et empêche leur absorption.

- Les **graisses hydrogénées** sont des matières grasses ayant subit un procédé industriel pour les solidifier. On obtient ce que l'on appelle des acides gras trans cancérogènes et pouvant provoquer des athéromes bouchant les artères.

- Les **polluants** : dioxines et diflubenzuron dans les saumons des fermes aquacoles.

- Les **acrylamides** sont des substances toxiques produites par cuisson à haute température de l'amidon (chips). Elles ne sont pas reconnues par le système immunitaire*.

LES ALLIES DE NOTRE SANTE

Les antioxydants*

Ces substances circulent dans l'organisme, s'interposent entre les molécules saines et les radicaux libres auxquels elles offrent leurs propres électrons ce qui permet de neutraliser les radicaux libres et de protéger les cellules. Cela diminue les risques de maladies. Ces molécules protègent les aliments contre les réactions d'oxydation* qui accélèrent le vieillissement.

En protégeant nos cellules, les antioxydants* nous permettent de lutter contre les inflammations.

Certaines enzymes jouent un rôle d'antioxydant* car elles neutralisent les radicaux libres.

Les antioxydants* préviennent contre les cancers, les maladies cardiovasculaires, les douleurs musculaires, la dégénérescence maculaire, la cataracte, le diabète, l'asthme, le vieillissement et la maladie d'Alzheimer.

Les principaux antioxydants* sont : les vitamines C et E, le bêta carotène, les caroténoïdes, les flavonoïdes, les tocotriénols, les polyphénols et les tanins, le sélénium, le zinc, les vitamines A et du groupe B et certains acides aminés.

On les trouve notamment dans : l'ail, la betterave, le brocoli, la carotte, le céleri, le chou frisé, la courge, le curcuma, l'endive, les graines de lin, les haricots verts, l'oignon, les pois, le cassis, la fraise, la framboise, la myrtille, l'orange, la pomme, la prune, le raisin, le thé, l'huile d'olive, la cannelle.

Le sésame contient un antioxydant* le *sémanol*.

Les nutriments

Un nutriment est un composé organique* ou minéral nécessaire à l'organisme vivant pour assurer ou entretenir la vie. Il est composé d'éléments contenus dans les aliments qui vont passer dans le sang lors de leur digestion.

On en rencontre différents types:

- Les **énergétiques** comme les glucides, les lipides et les protides qui fournissent de l'énergie à notre organisme en favorisant son développement. Ils contiennent du carbone.
- Les **régulateurs des fonctions vitales** comme les acides aminés, les acides gras essentiels, les oligoéléments et les sels minéraux qui interviennent dans la croissance des cellules et dans différents processus importants pour notre organisme.
- Les **activateurs musculaires** comme les fibres alimentaires.
- Les **stimulants de l'appétit** comme les arômes ou les couleurs.
L'eau est le nutriment le plus indispensable pour l'organisme.

Les phytonutriments

Les phytonutriments sont des substances microscopiques dotées de propriétés thérapeutiques ayant un pouvoir antioxydant.* La famille est très étendue: caroténoïdes, flavonoïdes, isoflavones, indoles, isothiocyaninates, polyphénols, lignanes, saponines, sulfures allyliques (ail, oignon qui augmentent le bon cholestérol et empêchent le mauvais et inhibent* la croissance des tumeurs). Il faut les couper menus pour bien profiter de leurs substances. On a aussi les enzymes qui interviennent dans les différentes parties de notre corps pour l'aider à fonctionner correctement et à le débarrasser de ses toxines.

LES ACIDES AMINES

Les acides aminés sont des éléments constitutifs des protéines des aliments. Ils sont vitaux pour la santé.

Il existe une vingtaine d'acides aminés dont 8 sont essentiels. On en trouve dans l'orge et on trouve des acides aminés rares dans la citrouille.

- Les 8 **acides aminés essentiels**

Ces 8 acides aminés essentiels sont l'isoleucine, la leucine, la lysine, la méthionine, la phénylalanine, la thréonine, le tryptophane et la valine.

L'**isoleucine** régule le taux de sucre dans le corps. Elle représente une source d'énergie. La viande de porc et de bœuf ainsi que le thon nous en fournissent.

La **leucine** est un exhausteur de goût E 641 et a un goût sucré. On en acquiert dans l'arachide, le fromage blanc caillé, le germe de blé, les pois chiches, le riz complet, le filet de bœuf, le saumon et le thon.

La **lysine** est une protéine qui empêche la prolifération des virus de l'herpès. Le froment, les haricots blancs, l'orge, le quinoa, le riz, le sarrasin, les œufs, le porc en contiennent.

La **méthionine** a un rôle important dans la synthèse des protéines, la division et la survie des cellules. Elle apparaît dans les pois, le sésame, le soja et le bœuf.

Le *Sam-e* S-adénosyl-L-méthionine se forme naturellement après réaction des molécules entre méthionine et *adénosine triphosphate* ATP. Il est produit par l'organisme et intervient dans les folates pour diminuer l'homocystéine. Il améliore la cognition et la vigilance, bon pour la maladie d'Alzheimer et de Parkinson

L'**homocyctéine** résulte de la dégradation de la méthionine.

La **phénylalanine** est un des composants de l'aspartame et un des principaux composants des protéines. Elle se trouve dans la spiruline, l'amande, l 'avocat, la banane, la carotte, les graines et l'huile de sésame.

La **thréonine** n'est pas fabriquée par le corps et active l'hormone du sommeil. Elle joue un rôle important dans la formation des protéines. Elle intervient aussi au niveau du système nerveux. Pour en absorber il faut manger des légumes feuillus*, des pêches, des pommes et de la volaille ou du porc.

Le **tryptophane** est libéré par les aliments riches en glucides et envoyé au cerveau pour se transformer ensuite en *sérotonine* (agent calmant) qui a un effet sur le sommeil et intervient aussi dans la contraction des vaisseaux sanguins ou en *mélatonine*. On en trouve dans les flocons d'avoine, les pommes de terre, le riz, le sarrasin, le soja, la morue salée, le poison, la dinde, le poulet, le veau, les produits laitiers, la spiruline. Son taux augmente si on mange du fromage. En manger à l'heure du coucher facilite l'endormissement.

La **mélatonine** est une hormone centrale de régulation des rythmes chronobiologiques et est synthétisée par la sérotonine. Elle est secrétée par la glande pinéale du cerveau. Elle est souvent appelée hormone du sommeil.

La **valine** provient de la valériane et est utile au système nerveux. Il faut manger des légumes feuillus*, des haricots, du riz, des pêches pour en trouver.

- **Autres acides aminés**

L'**alanine** aide au métabolisme du glucose et du tryptophane. C'est aussi un composant de la vitamine B5.

L'**allicine** est un acide aminé soufré de l'ail. C'est un stimulant de la circulation sanguine.

L'**acide aspartique** intervient dans la formation de l'urée et la synthèse de l'acide nucléique (ADN* et ARN*). Les pommes de terre et les cacahouètes en contiennent.

L'**arginine** dilate les vaisseaux sanguins et joue un rôle dans la division cellulaire. Les tomates, les noix diverses, le quinoa et le chocolat en contiennent. Cet acide aminé est nécessaire aux enfants.

L'**asparagine** est un acide aminé dérivé de l'acide aspartique qui est abondant dans les jeunes pousses d'asperge. Elle a un rôle important pour l'équilibre du système nerveux et la résistance à la fatigue. Elle régule la sécrétion du cortisol, médiateur du stress. On en trouve dans la primevère.

La **cystéine** qui donne la **cystine**, améliore l'utilisation de la vitamine B6 par l'organisme et protège la vitamine C de l'oxydation*. Elle permet de cicatriser la cornée et de renforcer le système immunitaire*. Beaucoup de légumes en contiennent comme l'ail, les choux brocoli et de Bruxelles, le fonio, l'oignon, le quinoa, mais aussi les noix, les fruits de mer, le poisson, l'œuf ou la viande.
La **L-cystéine** est un précurseur du glutathion, acide aminé soufré, jouant un rôle dans la détoxification hépatique.

Le **glutamate** ou **acide glutamique** **MGS** ou **GMS** est un exhausteur de goût E 621 à E 625. C'est un poison lent qui irrite le tube digestif. C'est un neurotransmetteur*, non essentiel qui aide à l'apprentissage et à la mémorisation. Mais en trop grande concentration il peut provoquer la maladie d'Alzheimer, la schizophrénie ou l'épilepsie. On le rencontre dans la viande, la morue, le fromage et le bouleau, les produits d'épicerie.
On le trouve sous différentes appellations : extrait de levure, farine de soja, gélatine alimentaire.
C'est un acide aminé non essentiel.

La **glycine** est un exhausteur de goût E 640 au goût sucré. C'est un précurseur du *glutathion* (réducteur de radicaux libres) et un neuromédiateur*.

La **glutamine** améliore la performance physique et renforce les défenses immunitaires*. C 'est un carburant des entérocytes, cellules de l'intestin grêle. Notre corps en contient dans le sang et les muscles. La viande, le poisson, les orufs, les produits laitiers, les épinards, la betterave et le persil, les légumineuses* en sont de bonnes sources. Elle est utile pour les maladies inflammatoires chroniques de l'intestin ou auto-immunes et la faiblesse immunitaire.
La **L-glutamine** répare la muqueuse intestinale.

La **glucosamine** est obtenue à partir du glucose et de la glutamine. Elle a un rôle important dans le maintien du cartilage des articulations. Dans le commerce elle est synthétisée à partir de la *chitine* (carapace de crustacés) sous forme de sulfate de glucosamine.

L'**histidine** est nécessaire aux bébés et enfants. L'histidine maintient le pH* du sang et se trouve dans l'hémoglobine. C'est un précurseur de la synthèse de l'histamine. L'histamine aide à l'élimination des métaux lourds et améliore l'assimilation du zinc. L'avoine, le germe de blé, le fromage, la volaille et le porc nous en apportent. On en trouve aussi dans la lentille, le chocolat, la cannelle, le jaune d'œuf, le thon ,la sardine, le maquereau et le hareng.

L'**histamine** est un médiateur chimique du cerveau qui coordonne l'absorption de l'eau dans le corps. Son hypersécrétion implique des douleurs rhumatismales créant le besoin d'eau du corps ou un taux élevé peut favoriser le terrain allergique, asthmatique, migraineux.

La **proline** sert à synthétiser l'acide glutamique. Les volailles et le fromage nous en apportent.

La **pyrolysine** est un dérivé de la lysine.

La **sélénocystéine** est un composé de sélénium et de cystéine, rare. C'est un dérivé de la serine où le soufre a été remplacé par le sélénium.

La **serine** forme les membranes des cellules. Elle est présent dans les produits laitiers, la viande, le soja et l'arachide.

La **tyrosine** est un précurseur de la mélanine et permet la synthèse de l'adrénaline, la noradrénaline et la dopamine. La viande, le poisson, les crustacés et le fromage en sont des sources comme l'amande, l'asperge, la banane, les carottes et l'huile de sésame.
La **L-tyrosine** est un acide aminé essentiel au fonctionnement normal de la thyroïde. Elle s'attache aux atomes d'iode pour constituer les hormones thyroïdiennes et a besoin des vitamines A B2 B3 B6 C, du zinc et du cuivre.

L'**adrénaline** stimule le cœur. C'est une hormone du stress.

La **noradrénaline** est un vasoconstricteur*, précurseur de l'*adrénaline*. Elle augmente la vigilance et l'attention en préparant le corps à l'action.

La **dopamine** est une hormone neurotransmetteur*. Elle est le circuit de la récompense.

Des acides aminés sont aussi présents dans l'alfalfa (luzerne), l'argousier, l'avoine, la banane, le blé, la châtaigne, le ginseng, l'ortie, les noix diverses, la pervenche, le potiron, le potimarron, la spiruline, le thé.

- **Acides aminés soufrés**

L'**homéocystéine** est un acide aminé soufré résultant de la réaction de la *méthionine* et de la *cytathionine*. Elle est apportée par les protéines de l'alimentation et formée durant le cycle de la méthionine.

La **taurine** dérivée d'un acide aminé soufré a un effet calmant sur les muscles et les neurones.

LES ACIDES GRAS

Les acides gras sont des molécules de chaînes de carbone liées à des atomes d'hydrogène. Selon la quantité de chaînes complètes on obtient des acides gras saturés ou non. Ce sont des lipides.

Les acides gras essentiels se trouvent dans l'huile d'onagre et le quinoa, les insaturés dans l'amande et la châtaigne.

- **Acides gras saturés**

Les acides gras saturés sont mauvais pour la santé.

Les graisses animales se déposent sur les parois des artères.

Le fromage, le beurre, la charcuterie, la crème fraîche, les laitages non écrémés, le lard, la viande, la pâtisserie, les biscuits et l'huile de tournesol en contiennent.

En excès ces acides gras augmentent le mauvais cholestérol LDL.

L'**acide butyrique** est un de ces acides présent dans le beurre ou le parmesan. Il agit sur l'ADN*.

L'**acide myristique** (myristica fragonas) est utile pour transporter les protéines dans les cellules mais il augmente le cholestérol. On en trouve dans les produits laitiers les huiles végétales (amande douce, macadamia, millepertuis, noisette).

L'**acide laurique**, l'**acide palmitique** et l'**acide stéarique** du margousier ou neem conduisent à l'athérosclérose.

On trouve l'acide palmitique et l'acide stéarique dans certaines huiles végétales : amande douce, macadamia, millepertuis, noisette et l'huile de palme .

L'acide palmitique peut provoquer des accidents cardiovasculaires.

- **Acides gras mono insaturés**

Les acides gras mono insaturés ont un rôle bénéfique. Ils permettent une bonne circulation du sang et augmentent le bon cholestérol HDL.

Utilisés avec modération ils préviennent des maladies cardiovasculaires.

L'avocat, le beurre, les huiles d'arachide, d'olive et de tournesol contiennent aussi quelques acides gras mono insaturés.

L'acide oléique ou oméga 9 Ω9 vient de l'huile d'olive ou de colza et stimule le système immunitaire* et diminue le mauvais cholestérol. On le trouve aussi dans l'amande, l'avocat, la noisette, le hareng, la graisse d'oie ou de canard, le beurre,l'huile végétale de macadamia et de millepertuis.

Il est utilisé dans la fabrication de savons (73 % huile d'olive et 55 % d'arachide).

L'acide érucique se trouve le colza, les graines de moutarde et le canola.

- **Acides gras polyinsaturés ou acides gras essentiels Ω3 ou Ω6** (ancienne vitamine F)

Les acides gras polyinsaturés ont un rôle bénéfique. Ils permettent la fluidité et la perméabilité des membranes et des échanges intercellulaires. Le rapport Ω6/Ω3 est important et doit être de 5 pour 1 ou 5 pour 3 (selon les études). Un déséquilibre de ce rapport favorise les maladies cardiovasculaires ou auto-immunes* et les cancers. En effet trop d' Ω6 empêche l'absorption optimale de l'Ω3. Il faut aussi se méfier car les taux d'Ω3 et d'Ω6 dans les poissons peuvent varier en fonction de leur nourriture, par exemple le saumon peut par sa nourriture devenir plus riche en Ω6 qu'en Ω3. Nous allons étudier ces deux acides en détails.

On trouve des acides polyinsaturés dans la banane, le lin, le soja, le tournesol l'huile végétale de germe de blé et de rose musquée.

Oméga 3 Ω3

Il est fragile car il s'oxyde facilement.

Il protège le système cardiovasculaire et régule la tension. Il fluidifie le sang. Il renforce le système immunitaire*. Il permet de diminuer les inflammations, de protéger le cerveau contre la maladie d'Alzheimer, de Parkinson et de prévenir le cancer. Il aide à lutter contre le stress les polluants et diminue la tension artérielle, l'autisme en agissant sur le comportement. D'autre part il intervient sur la vision (rétine), l'ouie, le goût, les allergies, l'asthme et le sommeil en activant la fabrication de la *mélatonine.*

Le maquereau, le saumon, le thon, l'anchois, la sardine, le hareng (mais ils sont maintenant contaminés par le mercure), les noix, l'huile de colza, les graines de lin (1 cuiller à soupe par jour donne l'essentiel pour le fonctionnement des cellules), la laitue et les légumes à feuilles vertes* (pour la tension artérielle) nous permettent d'en emmagasiner. On en trouve aussi dans l'argousier, l'hibiscus et les algues, la margousier.

Le beurre, la crème et les laitages non dégraissés limitent l'intégration des oméga 3 dans les cellules.

On en remarque de 3 types :
- **ALA** *acide alpha-linolénique*
Il est indispensable car il n'est pas fabriqué par le corps et est nécessaire à son fonctionnement. Il permet aussi la synthèse de *EPA* et *DHA.*
Il est conseillé d'en prendre 2 grammes par jour.
On peut en obtenir dans l'huile de de chanvre, de chia, de cameline, de lin et de soja, les noix, le colza, les oléagineux sauf l'arachide et le pourpier, ainsi que dans les graines de lin et les légumes verts.

- **EPA** *acide eicosapentanoïque*
Il est synthétisé à partir de l'ALA. Il protège le cœur, les veines, les artères, le cerveau. C'est un anti-inflammatoire et anti-allergie.
Les poissons gras comme le hareng, le saumon, le thon, l'anguille, la sardine, le maquereau, la carpe, la truite, le flétan, le cabillaud et la sole en contiennent.

-**DHA** *acide docosahexaénoïque* ou *acide cervotique*
Il joue un rôle important pour le cerveau et la rétine. C'est un constituant des cellules. Il diminue le taux des triglycérides* du sang et diminue ainsi les risques de maladies cardiovasculaires.
On le trouve dans les mêmes poissons ou leurs huiles.
Il est conseillé de prendre 2 à 3 grammes d'EPA + DHA.

Attention : on doit cependant faire attention car le thon est le poisson qui stocke le plus les métaux lourds.

Omega 6 Ω6
Il est nécessaire au système nerveux, circulatoire et immunitaire*. Il est aussi utile contre les allergies et les inflammations. Mais *attention* il peut avoir un effet pro inflammatoire si l'on en consomme trop.
On en trouve dans les huiles végétales d'argan, amande douce, calophylle inophylle, macadamia, millepertuis, noisette.

On en rencontre de 4 types différents:
- **AL** *acide linoléïque*
Les huiles courantes comme celle d'onagre, de pépin de raisin, de tournesol, de chanvre, de noix ou de maïs en contiennent. On en trouve aussi dans le germe de blé, le soja, le lin, l'olive, le pépin de cassis, l'amande, le colza, le tournesol, et l'argousier.

-**AGL** *acide gamma-linolénique* ou **GLA**
Ω6 se transforme en AGL au cours de la digestion.
Le GLA favorise la synthèse des prostaglandines de type 1 PGE1 et de type 2 PGE2.
Il se rencontre dans l'huile de bourrache, de pépin de raisin ou d'onagre, la spiruline, l'huile végétale d'onagre et de rose musquée.
.
- **DGLA** a*cide dihomo-gamma-linolénique*
Il se trouve dans le lait maternel.

-**AA** *acide arachidonique*
Il réduit les allergies et favorise la cicatrisation.
Le jaune d'œuf et le gras des animaux, le margousier en contiennent.
Attention : on doit être vigilant car en excès il peut donner de l'arthrite, de l'eczéma ou une maladie auto-immune*.

L'acide punicique est un acide gras polyinsaturés présent dans la grenade et utile pour le cancer du pancréas.

- **Acides gras trans**

Ils sont obtenus dans l'industrie par hydrogénation des acides gras insaturés. Ils ont un effet néfaste sur les triglycérides* et ils augmentent le cholestérol sanguin.

On les trouve dans les huiles partiellement hydrogénées. C'est plus mauvais que le beurre. Les margarines, les biscuits et les gâteaux en contiennent aussi.

LES ADDITIFS ALIMENTAIRES

Je ne vais pas considérer tous les additifs alimentaires car ils sont trop nombreux. Mais je vais m'intéresser à ceux qui proviennent de plantes et peuvent avoir des effets thérapeutiques pour notre corps. On en retrouvera dans d'autres parties du livre. Certains sont d'ailleurs utilisés en Bio. Ils se classent en diverses rubriques :

- Les **colorants** E1..

Les colorants sont des substances utilisées pour apporter une couleur à partir de pigments, insolubles en général ou à partir de teintures.

E100 : la **curcumine** est un pigment naturel jaune qui provient du curcuma.

E 101 : la **riboflavine** est la vitamine B2, vitamine naturelle de l'énergie.

E 104 la **quinoléine** est un jaune de synthèse qui peut être toxique et avoir un effet cancérigène.

E 160a à E 160 f : les **caroténoïdes** sont des pigments naturels allant du jaune à l'orange. On les étudiera plus spécialement pour leurs bienfaits sur la santé.

E 160a le **βcarotène**, E 160 c la **capsorubine** est un colorant des saucisses et du fromage. Elle va du rouge sombre au jaune selon sa concentration, E 161 b la **lutéine**, E 161 h la **zéaxanthine**

Par contre E160 d (i) et (ii) sont du **lycopène** de synthèse bien qu'il en existe du naturel.

E 162 le rouge de betterave naturel.

E 163 a à f sont des pigments naturels **anthocyanes** que l'on étudiera plus loin.

La **carthamine** est un pigment rouge extrait de la plante carthame. Elle n'est pas répertoriée en E mais elle est utilisée dans certains plats alimentaires à la place du safran ainsi qu'en teinture ou en peinture.

La **capsanthine** est un colorant antioxydant* qui active les récepteurs de la chaleur de la peau d'où une sensation de brûlure même si la température n'a pas augmenté.

23

L'**hypéricine** est un pigment du millepertuis. Il a des propriétés phototoxiques et photosensibilisantes*. Il est utile dans la lutte de certains cancers et a des vertus anti-dépressives.

- Les **conservateurs** E 2..

Les conservateurs sont des substances qui retardent ou empêchent des modifications microbiennes dans les denrées alimentaires (levures, moisissures, bactéries).
E 239 l'**hexaméthylène tétramin** est utilisé contre les infections.
E 260 : l'**acide acétique** est présent dans le vinaigre et est produit dans le corps par l'alcool. C'est un antiseptique*.

- Les **antioxygènes** E3..

Un antioxygène est une molécule qui diminue ou empêche l'oxydation * d'autres substances chimiques.
E 300 : l'**acide ascorbique** ou **vitamine C** est présent dans le citron, les jus de fruits et les légumes frais. Il est utilisé en bio.
E 306 : la **vitamine E** naturelle par contre les E 307 308 309 sont des vitamines E synthétiques. La vitamine E est un antioxydant*, un anticoagulant naturel et un stabilisateur des couleurs. On la trouve dans les huiles d'arachide, de colza, de germe de blé, d'olive, de tournesol et les algues brunes.
E 322 : les **lécithines** sont utilisées dans l'industrie alimentaire comme produits chimiques. Elles augmentent l'onctuosité de certains produits.
Les lécithines naturelles utilisées en bio proviennent au départ du jaune d'œuf. Maintenant elles viennent surtout du soja. Elles empêchent le cholestérol de se déposer dans les artères.
E334 : l'**acide tartrique** lui active la salive.

- Les **correcteurs d'acidité, acidifiants ou bases**

Les correcteurs d'acidité, acidifiants, ou bases contrôlent ou limitent le pH* d'un aliment.
Un acidifiant augmente la saveur acide.
E270 : l'**acide lactique** est un composant du vin et des produits laitiers. Dans le vin il provient de l'acide malique. Dans les produits laitiers il sert à la dégradation du lactose par les bactéries.

E 296 : l'**acide malique** se trouve dans le citron, les pommes, les poires et les raisins. C'est un additif des jus ou nectars de fruits.

E330 : l'**acide citrique** provient du citron. C'est un anticoagulant. Il détruit les champignons, les algues et les bactéries. Il aide à la digestion des protéines. Il a un rôle important dans le métabolisme cellulaire.

Il permet de dissoudre le calcaire et la rouille.

E 338 : l'**acide phosphorique** est un triacide régulateur du pH*. Il est utilisé dans les sodas au cola. On en trouve dans l'oignon et le petit pois.

- Les **agents de texture**

Les agents de texture stabilisent la texture de l'aliment. Ils englobent les édulcorants, les émulsifiants, les épaississants et les gélifiants.

Un **édulcorant** sert à donner une saveur sucrée.

Les édulcorants sont partagés en deux familles :

Les édulcorants dits intenses suivants qui sont synthétiques et ont de grands pouvoirs sucrants. Ils sont considérés par certains comme dangereux, notamment pouvant être cancérigènes.

E 950 l'**acésulfame** K (potassium) qui a un pouvoir sucrant très supérieur au sucre.

E 951 l'**aspartame** au pouvoir sucrant important.

E 954 la **saccharine,** le plus vieil édulcorant synthétique.

E 955 le **sucralose** contient du chlore que l'organisme ne peut éliminer. Contrairement à ce qui est dit, il contient des calories. On le retrouve dans les pâtisseries et les aliments cuits.

Les édulcorants dits de masse qui sont des molécules naturelles ou de synthèse de la famille des *polyols* ou sucres alcooliques. Ces polyols fermentent dans le côlon et peuvent donner la diarrhée, des gaz ou un ballonnement selon la quantité consommée :

E 420 le **sorbitol**, synthétisé par hydrogénation du glucose des graines de sorbier.

E 421 le **mannitol**

E 953 l'**isomaltitol** dérivé du sucre de betterave.

E 965 le **maltitol** obtenu à partir du maltose extrait de l'amidon du maïs.

E 966 le **lactitol** produit à partir du lactose.

E 967 le **xylitol** obtenu par hydrogénation du glucose lui-même synthétisé à partir du bouleau.

Un **émulsifiant** permet au mélange de rester homogène :
E 322 : les **lécithines** sont utilisées dans l'industrie alimentaire comme produits chimiques. Elles augmentent l'onctuosité de certains produits. Elles transportent le cholestérol et les matières grasses.
On en trouve dans le chou-fleur, l'épinard, l'orange et la tomate.
Les *lécithines naturelles*, utilisées en bio, proviennent au départ du jaune d'œuf et maintenant elles sont extraites du soja. Elles empêchent le cholestérol de se déposer dans les artères. Les lécithines naturelles du soja entrent dans la composition cellulaire nerveuse du cerveau. On en trouve dans l'huile végétale de germe de blé.
E 391 : l'**acide phytique** ou **phytates** est un constituant phosphoré des végétaux. On le trouve dans les graines ou certains tubercules. Il est antioxydant*.
On peut faire griller les céréales et fruits oléagineux, faire tremper avant leur cuisson les légumes secs comme le haricot en grain, les céréales comme l'avoine.
Attention : il faut le consommer modérément car il gène l'assimilation de certains minéraux. Dans les céréales il provoque la formation de sels insolubles.
E 406 : l'**agar agar** est obtenu à partir d'algues rouges et utilisé en bio pour les confitures, les gelées ou les flans.
E 1 000 : l'**acide cholique** est un acide biliaire transformé dans le foie. Il facilite l'absorption des graisses.

Un **épaississant** rend le produit plus compact :
E 407 : le **carraghénate** est une substance artificielle utilisée dans les crèmes glacées et les pâtisseries et aussi en bio
E 422 : donne un goût sucré.
On rencontre aussi l'amidon sous forme de fécule comme la maïzena provenant du maïs et le tapioca venant du manioc.
Un **gélifiant** sert à donner à l'aliment la consistance d'une gelée :
E 400 à 405 : les **alginates**, gels durs, sont des polysaccharides obtenus à partir d'algues brunes les laminaires. Ils permettent de

reconstruire les aliments (jambon, cordon bleu ..). Il est aussi épaississant, stabilisant et émulsifiant.

E 410 à 422 : les **gommes** sont aussi des épaississants. E 410 la **caroube**, E420 le **sorbitol**, E 421 le **mannitol** qui est aussi un acidifiant.

E 415 gomme de **xanthane** est un amidon.

Le **sorbitol** ou **glucitol** est édulcorant, excipient, humectant et stabilisant. Il est utilisé en cosmétique et en médecine car il peut être laxatif. On en trouve dans la pomme.

E 440 : la **pectine** est une substance végétale contenue dans les pépins de coing, de groseille, de pomme et les zestes d'agrumes.

En dehors des additifs répertoriés en E… on trouve quelques produits utilisés aussi pour modifier les aliments :

L'**amarogentioside** donne un goût amer dû à l'amertume de la racine de gentiane ou de gingembre. Il est utilisé pour ses propriétés digestives ou apéritives.

L'**anéthol** est un camphre de l'anis ou du fenouil, utilisé dans les liqueurs, la parfumerie mais il est légèrement toxique et sensible à l'action du soleil d'où il est conservé en bouteille à verre teinté.

On le trouve aussi dans la badiane et l'estragon.

LES ALCALOÏDES

Les alcaloïdes sont des molécules organiques hétérocycliques azotées d'origine naturelles qui peuvent avoir un pouvoir thérapeutique.

On en trouve dans la chélidoine, le kola, le lotier corniculé, la maca, la passiflore, la violette.

Ce sont des dérivés des acides aminés classés en différents groupes :

Le groupe des **quinoléines** avec la *quinine* et la *quinidine* extrait du quinquina, la *chloroquine* qui agit contre le paludisme. La quinine soigne aussi les crampes nocturnes. La quinidine permet de lutter contre l'arythmie.

Le groupe des **isoquinolines** avec les alcaloïdes naturels tirés de l'opium comme la *morphine*, la *thébaïne* et la *papavérine* tirée du latex du pavot.

Le groupe des **phényléthylamines** classés comme alcaloïdes mais qui n'en sont pas vraiment. On y trouve l'*éphédrine* qui est un dérivé des plantes de la famille des éphédracées. C'est un coupe- faim dopant, listé parmi les stupéfiants et les psychotropes. La *phénylalamine* est elle un neurotransmetteur* et se retrouve dans le cerveau.

Le groupe des **indoles**. Les indoles sont des substances qui stimulent les enzymes capables de prévenir le cancer et d'abaisser le taux d'œstrogène nuisible donc ils peuvent empêcher les tumeurs de se multiplier.

Le *tryptamine* dont découle la molécule de sérotonine, acide aminé, est un neuromodulateur* du système nerveux central et intervient aussi dans la contraction des vaisseaux sanguins. On en trouve dans le desmodium.

La *sérotonine* ou 5-hydroxy-tryptamine est un neurotransmetteur* du système nerveux central et des fonctions cérébrales (cycle veille sommeil), régulateur de l'humeur. Un manque provoque une instabilité de l'humeur voir de la dépression. On en trouve dans la noix. Elle peut être mal synthétisée avec le stress ou l'âge.

La *sérotonine* est un alcaloïde dérivé de l'indole. C'est un neurotransmetteur* (activité mentale). Une mauvaise concentration dans le cerveau peut provoquer la schizophrénie. Elle est mal synthétisée avec le stress ou l'âge.
5-HTP est un précurseur de la sérotonine que l'on trouve dans le griffonia simplifolia.C'est un acide aminé produit à partir du tryptophane.
L'*ergoline* est un alcaloïde de l'ergot de seigle utilisé contre le LSD, la réserpine.
L'*herdénine* est un alcaloïde du desmodium.

Le groupe de la **bétaïne**. La *bétaïne* est un composé azoté mais pas un alcaloïde au sens propre. Elle aide à digérer et éliminer les graines du foie. La *choline*, alcool aminé et l'*acéthylcholine* sont des neurotransmetteurs*, précurseurs de la bétaïne.
La *choline* se trouve dans la prêle.
L'*acéthylcholine* est le premier neurotranmetteur*. Il a un rôle important pour le système nerveux et la mémoire.

Autres alcaloïdes :
L'**arnicine** de l'arnica est une substance toxique si elle est ingérée.

L'**atropine**, extraite de la belladone, apaise les spasmes et dilate la pupille.

La **capsaïcine** est un composé actif du piment rouge. Il peut être neurotoxique* à doses élevées. On en trouve dans le paprika.

Le **datura stramonium** est un alcaloïde toxique agissant sur le système nerveux central.

Le **glucoalcaloïde stéroïdique** a des propriétés irritantes.

La **physaline** est un alcaloïde, principe amer de l'alkekenge.

La **pipérine** au goût piquant est un composé actif du poivre. Elle favorise l'absorption de nombreuses molécules dans le corps comme la curcumine. C'est un anti-inflammatoire et un anti microbien.

La **sambucine** est un alcaloïde hétéroside anthocyanique du sureau qui fait transpirer. La baie du sureau est toxique crue mais la sambucine est détruite par la chaleur.

La **solanine**, glucoalcaloïde dans les solanacées (aubergine, pomme de terre, tomate) est toxique en excès. Elle se dissout dans l'eau en bouillant. On en trouve dans la pomme de terre qui verdit à la lumière, l'alkekenge.

La **synéphine** de l'écorce d'orange amère active les récepteurs donnant l'ordre de brûler les graisses. Elle est proche de l'*éphédrine*.

La **théobromine** est un alcaloïde du cacao (théobroma) donc aussi présent dans le chocolat. C'est une molécule voisine de la caféine, utilisée pour l'insuffisance respiratoire chronique. Elle permet aux acides gastriques de passer dans l'oesophage. Elle agit sur l'humeur et est aussi diurétique* et vasodilatateur*. On en trouve aussi dans le kola et le thé.

La famille de **méthylxanthines** comprend la caféine, du café, du thé, du maté, du guarana. Elle est tonique cardiaque, stimulante et bonne pour les migraines.
On trouve comme synonyme : théine, guarana, *méthylthéobromine* et théophylline.
La **théophylline** est un alcaloïde du café, du guarana et du thé. C'est un broncho-dilatateur et elle est diurétique*, psychostimulante. Elle dégrade les cellules graisseuses. Mais elle peut provoquer de la tachycardie, de la nervosité et des tremblements.

La **vincamine** est un alcaloïde vasodilatateur*, utile notamment pour l'insuffisance circulatoire cérébrale. On en trouve dans la pervenche.

LES CAROTENOÏDES

Les CAROTENOÏDES

Les caroténoïdes forment une classe de pigments naturels séparés en trois domaines, les bactéries, les archéobactéries et les eucaryotes. Ils ont la capacité de se transformer en vitamine A.

Ces substances neutralisent les radicaux libres. Ce sont de puissants antioxydants*.

Il est recommandé d'en prendre 3 à 5 grammes par repas.

Les légumes riches en caroténoïdes sont de couleur jaune, orange ou rouge, ou vert sombre comme le brocoli, la carotte, le chou frisé, la citrouille, la fraise, les légumes verts feuillus (le cerfeuil, l'endive, l'épinard), le melon et le Canteloup, la patate douce, l'abricot, la baie de goji, la cerise, le citron, la goyave, l'orange, le pamplemousse rose, la papaye, la pastèque, la pêche, le poivron, la tomate et l'huile d'olive. Mais associés à une protéine les caroténoïdes peuvent se colorer en bleu ou vert (l'asperge). On en trouve aussi dans des plantes comme le coriandre et le primevère, la spiruline .

Le corps absorbe mieux les caroténoïdes avec un peu de matières grasses : un filet d'huile d'olive sur des carottes cuites multiplie leur effet thérapeutique. Pour ne pas détruire les caroténoïdes contenus dans les légumes, il est recommandé de les couper finement et de ne pas les cuire trop longtemps et à une température pas trop élevée.

Les caroténoïdes abaissent le cholestérol, diminuent les risques de cancer et de maladies cardiovasculaires. Ils sont bons pour le cœur. Dans la carotte ils se transforment en provitamine A et protègent ainsi les yeux (cataracte).

On note **cinq caroténoïdes importants :** l'alpha carotène, le bêta carotène, la lutéine, le lycopène, la zéaxanthine:

L'alpha carotène

Il permet de lutter contre le cancer.

On le trouve dans les carottes (bon pour les yeux), la chicorée, le chou frisé, les courges et les légumes verts feuillus*.

Le bêta carotène

Il est recommandé d'en consommer entre 6 et 10 milligrammes par jour soit une à deux grosses carottes par jour (15 à 30 milligrammes par jour).

Le bêta carotène se trouve dans les algues, le brocoli cuit (la teneur augmente par la cuisson), la carotte, la chicorée, le chou de Bruxelles, le chou frisé, la ciboulette, la citrouille, la courgette cuite, les courges d'hiver, le cresson, l'épinard, le fenouil, la laitue, l'orge, le paprika, la patate douce cuite, le persil, le poivron rouge haché, les crucifères, l'abricot sec, l'ananas, la figue, le kiwi, la mangue, le melon Canteloup, l'orange navel, la papaye, la pastèque coupée en dés, la pêche, le pruneau, la spiruline.

Dans la citrouille il protège contre l'excès de lumière du soleil et les maladies cardiovasculaires.

Il se transforme aussi en pro vitamine A.

La lutéine additif alimentaire E161b

On en trouve dans le cristallin de l'œil. L'absorption d'une grande quantité pourrait inhiber* la formation de cataracte. Elle diminue la dégénérescence maculaire. C'est aussi un anticancer.

Il est recommandé d'en absorber 6 à 20 milligrammes par jour.

On en trouve dans les légumes verts feuillus*, l'asperge, les carottes crues, la chicorée, les différents choux, le concombre, la courgette, les épinards crus, la figue, les haricots verts, le maïs, les petits pois, le potimarron, les tomates, la spiruline. Elle est mieux absorbée en présence d'une matière grasse.

La lutéine et la zéaxanthine ont des propriétés antioxydantes* et elles filtrent la lumière bleue qui agresse les photorécepteurs de l'œil. Ces deux pigments sont en très forte concentration dans la rétine de l'œil et dans la macula, une tache jaune. Elles ne sont pas synthétisées par l'homme.

La zéaxanthine additif alimentaire E 161 h

Elle a un rôle de filtre vis-à-vis de la lumière bleue et ultraviolette et réduit les risques de cancer.

Elle est présente dans le fluide des yeux, la macula, la rétine. Elle joue un rôle important contre la cataracte et la dégénérescence maculaire. C'est un isomère de la lutéine.

On la trouve dans les légumes verts feuillus foncés*, le brocoli, la carotte, les choux qui en contiennent une grande quantité, le concombre, la courgette, l'épinard, les haricots verts, le maïs, les petits pois, l'orange, la mandarine, le pruneau et le pourpier, le safran, la spiruline.

Le lycopène
C'est le caroténoïde le plus abondant, un puissant antioxydant*. Il est présent dans le sérum humain.

Il a un rôle de filtre vis-à-vis de la lumière et réduit les risques de cancer. S'il est associé à de la vitamine E le lycopène inhibe* l'augmentation des cellules cancéreuses de la prostate. On le trouve concentré dans la prostate. Il réduit le stress oxydant.

Il serait souhaitable d'en prendre 8 à 10 mg par jour.

Il supporte bien la cuisson, la chaleur élevée et il est mieux absorbé si l'on met un peu d'huile d'olive dans les tomates cuites.

On le trouve dans l'abricot, la figue, la goyave, le jaune d'œuf, le melon, le pamplemousse rose, la pastèque, la tomate rouge et les crustacés .

D'**autres caroténoïdes** sont moins répandus :
La **mysticine** est un des trois pigments de la rétine et de la macula.

La **cryptoxanthine** et β **cryptoxanthine** sont aussi des précurseurs de la vitamine A, utilisés contre l'arthrite rhumatoïde. On en trouve dans ma citrouille, la mandarine et la clémentine. Ce sont des pigments naturels.

L'**astaxanthine** est un pigment naturel rouge orangé ou rose. Elle se trouve dans les micro-algues haemat scoccus pluvialis, le saumon, le krill, la viande d'ours, la crevette, le flamant rose. Elle améliore le stress oxydatif, réduit les rides et les taches de vieillesse. Elle protège les yeux et la peau contre les rayons solaires, la cataracte, la MLA et la fatigue oculaire. Elle protège le système cardiovasculaire et la micro circulation sanguine. Mais elle est souvent synthétique.

La **crocine** donne la couleur au safran. La **crocétine** en est un composant.

La **flucoxanthine** est un pigment de couleur brune se trouvant dans les algues brunes comme le wakamé. Elle intervient dans le cancer du colon, l'obésité, le taux d'insuline.

LES COMPOSES ORGANIQUES

Les composés organiques* sont des composés chimiques renfermant au moins un atome de carbone et un atome d'hydrogène. Ce sont des polluants et certains sont volatils. Certaines plantes permettent de les éliminer.

Les composés organiques des plantes sont en grande quantité constitués de polysaccharides.

On rencontre quatre composés essentiels des cellules : les glucides, les lipides, les protéines et les acides nucléiques.

On trouve différents groupes de composés organiques :

* Les **acides organiques** en compte trois principaux :

- L'*acide acétique* rencontré dans le vinaigre est un antiseptique*. Il est utilisé comme additif alimentaire. Il se forme lors de la décomposition des fruits.

- L'*acide formique* de l'ortie brûlante est un précurseur de nombreux acides aminés, des glucides et des lipides. Il est toxique et réglementé. Il est utilisé dans le dentifrice, les solvants.

- L'a*cide oxalique* est une substance toxique que l'on rencontre dans de nombreuses plantes. Il peut provoquer des troubles de la circulation sanguine et des dommages rénaux. D'autre part comme il se lie facilement avec certains minéraux comme le calcium, il empêche leur absorption.

On en trouve en quantité assez importante dans les baies, l'épinard, le haricot, la noix , la noisette, l'oseille, la rhubarbe, le cacao, le chocolat et le thé. En moindre quantité les bettes, les betteraves, le persil et le soja en contiennent aussi.

* **Monoamine** : la *tyramine* est un phénylalanine pouvant provoquer de l'hypertension. On la trouve dans l'avocat, la banane, la cacahuète, la figue, la noix de coco, le soja, le boeuf, le poisson, la volaille.

- Les **hydrocarbures** sont regroupés en deux catégories :
les saturés et les insaturés.
- Les **saturés** comprennent les alcanes . Les hexanes sont des alcanes. Ce sont des solvants utilisés pour extraire les huiles des graines des oléagineux (carthame, coton, soja, …). Ils sont toxiques s'ils s'accumulent dans le système nerveux.

- Les **insaturés** comprennent les composés aromatiques polluants.
L'*anthraquinone* est un composé aromatique polycyclique. C'est une substance active des produits phytosanitaires, des produits pharmaceutiques et des pesticides. Ils servent de base à certains pigments et pour la synthèse des colorants.
On en trouve à l'état naturel dans la bourdaine et la rhubarbe.
Les *alcamides* dont les **composés aliphatiques** de l'échinacée ont des propriétés antibactériennes* et antifongiques*.
Le *polyène* est le nom générique des hydrocarbures à double liaison carbone-carbone.
La *crocétine* est un polyène du safran.
L'*alcène* est un hydrocarbure insaturé.
Le *ylangène* est un alcène cyclique de l'huile essentielle de ylang ylang.

Les composés aromatiques :
Le *citral* et ses isomères géranial (citral A) et néral (citral B) sont antiseptiques*, calmants. On les trouve dans les huiles essentielles de citron, citronnelle, litsee, orange, verveine.
Le *squalène* ou *spiracène* ou *suprême triterpène* est un composé aromatique de l'huile végétale de l'argan pivot de la biosynthèse des stérols.
L'*octanol* est un principe aromatique de la berce.
Le *méthyl eugénol* est un composé organique aromatique appartenant au phénylpropène interdit en cosmétique sauf s'il provient d'huiles essentielles à certaines concentrations.
Le *safranal* est un composé aromatique issu du safran.
C'est un antioxydant intervenant sur les radicaux libres et les cellules cancéreuses et un antidépresseur.

Les **composés organiques monoterpéniques** :
Le *citronellol* est un composé organique des huiles essentielles de citronnelle de Java, d'eucalyptus citronné, géranium bourbon et de noix de muscade.
Le *myrcène* est un composé organique hydrocarboné naturel se trouvant dans les huiles essentielles de citronnelle, cyprès, genévrier commun, houblon, lentisque pistachier, orange douce, petit grain, thym sauvage, verveine et ylang ylang.
Il est utilisé en parfumerie.
Il est antalgique*, anti inflammatoire, relaxant et sédatif.
Le *sabinène* composé organique naturel de l'huile essentielle de ciste.
Le *phylladrène* est un composé organique hydro-carbure monoterpénique se trouvant dans l'essence d'eucalyptus, de fenouil et l'huile essentielle de cannelle.

Les *aldéhydes* sont des composés organiques divalents proches des cétones comme la safranal du safran. Aromatiques du monde végétal ils sont anti infectieux, antiparasitaires, antivirus, bons pour le système immunitaire* et tonique mais ils sont irritants pour les muqueuses.
L'aldéhyde *benzoïque* est un anti inflammatoire et lutte contre les tumeurs.
L' aldéhyde *cinnamique ou cinumaldéhyde* de la cannelle est anticoagulant et utilisé comme arôme alimentaire.
L'aldéhyde *cuminique* est un calmant, facilite le règles.
Le *benzaldéhyde* de la cannelle et du niaouli. C'est un aldéhyde aromatique utilisé pour préparer le cumin aldéhyde.
Le *cuminaldéhyde* est un composé organique aromatique des graines de cumin et de la cannelle contenant du benzaldéhyde.

• Les **glucosinolates** sont des composés organiques contenant du soufre et de l'azote. Ils sont dérivés du glucose et d'un acide aminé. Ils ont un effet toxique. On les trouve dans les crucifères.
La *sinalbine* de la moutarde blanche apparaît lors du broyage des graines.

La *sinigrine* se trouve dans les brassicacées : choux graines de moutarde noire.

Les phénylpropanoïdes sont des composés organiques synthétisés à partir de l'acide aminé phénylalanine, dérivé des plantes.

* Les **polyynes** sont des composés organiques à une chaîne carbonée comme le diacétylène.

Le *falcarinol* est un polyyne, alcool gras naturel et pesticide naturel que l'on rencontre dans la carotte, le céleri, le persil, le ginseng panax et le lierre.

Il réduit le risque de cancer du colon.

LES ENZYMES

Les enzymes sont de grosses molécules constituées de chaînes d'acides aminés. Elles servent d'additifs alimentaires série des 1100 mais ne peuvent être mélangées avec les autres additifs. Ce sont des protéines catalyseurs biologiques nécessaires par exemple à la digestion, permettant d'éliminer des toxines. Ce sont des protéines ou ARN* dans les cas ribozymes. Elles sont très spécifiques dans leurs fonctions et accélère les réactions chimiques dans l'organisme. Elles facilitent les réactions chimiques en utilisant le moins possible d'énergie. Ce sont des économiseurs d'énergie.
Les enzymes permettent le renouvellement des tissus, cellules nerveuses, muscles, peau, tissu glandulaire.
Le capital enzymatique diminue avec l'âge. Un manque peut provoquer des allergies, des allergies alimentaires, de la fatigue, des troubles ou de l'anxiété.

Les aliments crus en début de repas démarre le travail enzymatique.
L'action est plus lente en présence de vitamine E. L'effet secondaire est surtout digestif et on l'absorbe mieux en présence d'huile pendant le repas.
Le pH* joue un rôle important pour les catalyseurs biologiques dans les activités enzymatiques.
Elles ont un effet optimal entre 20 ° et 40 ° mais sont détruites entre 42° et 45 °.

On rencontre trois grandes familles d'enzymes :
Les **enzymes métaboliques** qui n'ont pour but que de neutraliser les radicaux libres. Elles entretiennent les organes et tissus de notre corps.

Les **enzymes digestives** qui transforment nos aliments pour les rendre assimilables. Une carence provoque des estomacs délicats, des digestions difficiles, flatulence ou ballonnement ou une pathologie plus lourde comme cancer, arthrose, hypertension, diabète, maladie cardiovasculaire. Si l'on en trouve pas assez dans l'alimentation il

faut que le pancréas transforment les enzymes métaboliques en enzymes digestifs pour l'équilibre des organes et tissus. L'apport peut se faire par les aliments crus ou germés mais elles sont détruites par la chaleur. On les trouve dans la salive, l'estomac et l'intestin.
Elles sont de trois sortes :
- les *protéases* pour digérer les protéines. La *trypsine* est une enzyme du suc pancréatique qui casse les liaisons des protéines.
- les *lipases* pour digérer les graisses. La lypase est une enzyme produite par le pancréas qui transforme les graisses.
- les *amylases* pour digérer les glucides. L'amylase est une enzyme du suc pancréatique et de la salive qui permet la digestion des sucres lents et de l'amidon.

Les **enzymes nutritives** ou **élongases** sont présentes dans l'environnement des membranes ou des désaturases à fer héminique. Elles gèrent la fluidité des cellules et leur capacité d'échanges métaboliques et s'amenuisent et disparaissent. Un apport en oméga 3 et 6 est nécessaire. Elles sont apportées par les aliments crus et apparaissent lors de la mastication.

Voici quelques enzymes :
La **broméline ou bromélaïne** se trouve dans la tige de l'ananas et le jus frais. Elle aide à la digestion et facilite le drainage du corps. Elle est aussi anti-inflammatoire et améliore la circulation. Elle intervient aussi pour les bronchites, la mucoviscidose, le cholestérol. Elle inhibe la croissance des tumeurs cancéreuses. On lui prête des vertus amincissantes. On en trouve dans la primevère et le pruneau ou le jus d'orge.

La **lactase** est une enzyme intestinale. Elle est nécessaire à la digestion du lactose (sucre présent dans le lait et les produits laitiers). Elle est plus facile à digérer si elle est prise avec d'autres aliments. Elle permet de séparer le lactose en glucose et fructose ou galactose. Si on présente une intolérance au lactose on peut souffrir de gaz, de crampes ou de diarrhées.

La **papaïne** est une enzyme digestive du latex de la papaye. Elle fragmente les protéines. Elle dégrade les toxines dans leur venin : brûlure de méduse. Elle est digestive et cicatrisante et immuno hématologique.

Le **peroxydase** est une enzyme de type oxydase servant à l'élaboration des hormones thyroïdiennes et au transfert de chlore dans les cellules du système immunitaire*. On le trouve dans les racines de radis ou de raifort (radis noir).
Une **oxydase** est une enzyme catalysant une réaction d'oxydoréduction.

La **télomérase** est une enzyme de l'astragale qui retarde le vieillissement et empêche la dégradation des télomères coiffant les extrémités des chromosomes.

Les **enzymes protéolytiques** du papaye appelés aussi **peptidases** ou **protéases** soulagent la douleur et l'inflammation. Ils aident d'autre part à la digestion des aliments et à la cicatrisation.

L'**actinidine** est une enzyme protéase de l'huile essentielle de valériane, présente aussi dans le kiwi.

L' enzyme **alliinase** est un antioxydant* des alliacées (ail, oignon, poireau, ciboulette, échalote.

La **xéronine** est une enzyme du noni qui active les protéines et est métabolisée par nos cellules. Elle favorise la fonction cellulaire.

Le **saccharase** est une enzyme permettant la séparation du saccharose en glucose et fructose.

Les enzymes de la salive sont l'amylase et les lipases.

La plupart des vitamines sont des coenzymes.

La **coenzyme Q10** ou **ubiquinone** ou **ubiquinol 10** ou **mitoquinone** est une substance similaire à une vitamine vitale pour le corps humain. Elle est absorbée et produite par le corps. Elle est encore peu connue en France. Cette coenzyme est présente dans toutes les cellules et elle est fabriquée par le corps à partir d'acide aminé comme la tyrosine avec 8 vitamines : B2 B3 B5 B6 B9 B12 C. Elle est proche de la vitamine K. On la fabrique aussi à partir de levure.
Son taux réduit avec l'effort physique, le stress, le vieillissement.
Elle est utile comme antioxydant* qui stimule le système immunitaire*. Elle permet de lutter contre les allergies et le diabète. Elle assure la production d'énergie en transformant l'énergie produite par l'alimentation et peut ainsi améliorer l'activité physique. Elle réduit l'hypertension, la glycémie, l'insuffisance cardiaque et aide à éliminer la toxicité de certains traitements anticancers. Elle améliore les performances physiques. Elle est efficace contre les migraines et stimule les forces vitales car elle augmente la production d'immunoglobuline G et augmente le rapport lymphocytes T4 et T8. Elle permet de traiter certaines maladies neurodégénératives. .
Elle se concentre dans le muscle cardiaque et intervient dans la santé bucco-dentaire (gingivite, déchaussement, poche parodontale entre dent et gencive).
Il est conseillé d'en prendre 2 fois 50 mg ou 2 fois 100 mg par jour.
Elle est présente dans les algues, le brocoli, les céréales complètes, l'épinard, les graines, les huiles végétales, les noisettes ou noix, le sésame, le soja, le son de riz, le poisson et la viande.
La baisse de coenzyme Q10 peut être provoquée par la prise de médicaments riches en statines (hypolipidémiant) pour diminuer le cholestérol ou d'effets secondaires possibles fatigue, douleurs musculaires ou de levure de riz rouge.
Elle joue un rôle dans la synthèse de l'ATP adénosine triphosphate source d'énergie des cellules, par les mitochondries.

Le **coenzyme acide R-alphalipoïdique** est synthétisé par l'organisme à partir de la cystéine et recyclé directement en Q10, glutathion.

LES ESTERS

Un ester est un dérivé d'acide carboxylique. Un ester est aussi un composé organique, composant des arômes de fruits. Certains esters ont des propriétés thérapeutiques.
On en trouve dans le clou de girofle.

L'acide butyrique est formé par la matière grasse et se trouve sous forme d'ester dans le beurre et la lavande.

L'apiol est un ester du persil, du fenouil ou de l'aneth. C'est un principe actif qui fait baisser la fièvre et facilite les règles mais peut être irritant à forte dose. Il est utilisé dans les huiles essentielles.

Les **esters acétiques** du géranium sont des alcools terpiniques comme le *citronnellol*, le *géraniol* et aussi le *pinène*.
On en trouve dans la rue.
L'*acétate de benzyle* est un ester de l'acide acétique et de l'acide benzylique. C'est un arôme alimentaire au goût de pomme ou poire. On le trouve dans les huiles essentielles de jasmin et de ylang ylang.
L'*acétate de géranyle* est un ester monoterpénique sédatif par inhalation. On le trouve dans les huiles essentielles de citronnelle, coriandre, géranium, hélichryse, myrte, ylang ylang.
L'*acétate de linalyle* est un ester terpénique anti inflammatoire, anti traumatique et anti spasmodique. On le trouve dans les huiles essentielles de bergamote, lavande et lavandin.

les **esters aliphatiques** sont anti bronchique, anti inflammatoire, antalgique*. On les trouve dans les huiles essentielles camomille romaine.

Les esters cycliques sont des oxydes monoterpéniques comme l'eucalyptol ou 1,8 cinéol. Ils sont présents dans les huiles essentielles de cardomome, eucalyptus, myrte, ravenstara, sauge, sarclée, tee tre.

L'**ester monoterpénique** *acétate de bornyle* est un additif alimentaire analgésique* et anti inflammatoire. On le trouve dans l'huile essentielle de l'inule odorant, du pin sylvestre, du romarin.

L'ester de *méthyle d'acide salicylique* ou *salicylate de méthyle* est un **ester organique** analgésique*. On le trouve dans l'huile essentielle de litsée citronnée. Mais il peut être mortel.

L'**ester valérianique** de la lavande est un calmant des maladies nerveuses.

La **lactone** est obtenu à partir d'acide alcool et contribue à l'arôme des produits alimentaires. Elle est antibactérienne, anti infectieuse, anti inflammatoire, anti douleurs, antifongique* et stimule le foie et la vésicule biliaire.
On la retrouve dans les fruits et les légumes, les produits laitiers et la viande, l'huile végétale de calophylle inophylle.

Le **lactate d'éthyle** est un additif alimentaire qui remplace des solvants toxiques et est soluble dans l'eau. Il est fabriqué par fermentation à partir de l'acide lactique (obtenu de l'amidon de mais). C'est un ester liquide.

LES FIBRES

Les fibres facilitent le transit intestinal. Pour un bon transit il est recommandé d'en prendre de 20 à 35 grammes par jour (de 30 à 35 pour lutter contre le cancer).
Elles ralentissent l'absorption des glucides et diminuent le temps de transit intestinal. On les trouve dans la partie non digestive des plantes comme la cellulose, la pectine, la dextrine, la lignine, la gomme.
On en trouve dans l'amande (13 grammes pour 100 grammes), les choux de Bruxelles (3 grammes pour 100 grammes), les brocolis et les asperges (surtout dans la tige que l'on peut couper en rondelles pour le brocoli), les framboises (4 grammes pour 100 grammes), les petits pois cuits (6 grammes pour 100 grammes), le son d'avoine et les enveloppes des graines de céréales. Les légumes, les légumineuses* et les fruits (notamment les secs) nous en apportent en général. On en a également dans l'argousier, le lin, la noix de cajou, le panais, le rutabaga, le sésame et la tomate.

Il existe deux types de fibres :
Les **fibres solubles** donnent une impression de satiété, facilitent l'expulsion du cholestérol, fortifient le cœur et diminuent le risque de maladies cardiovasculaires. Elles diminuent le temps de transit intestinal.
On les trouve dans le céleri (racine), les céréales, les haricots verts et secs (surtout les Soissons), l'orge, les fruits et les légumineuses*, le lin.
Le *bétaglucane* constitue une gelée dans l'intestin grêle. Il capte le mauvais cholestérol, neutralise le VIH et réduit les tumeurs.
On le trouve notamment dans l'orge, le reishi.
Le *fructane* est un composé du fructose.
Le *galactamannane* est une fibre végétale soluble et acalorique. C'est un épaississant, stabilisant utilisé dans les soupes, les sauces et les crèmes glacées.
Le *glucomannane* est une fibre soluble du konjac.

Les *gommes* comme la gomme arabique qui proviennent des plantes de la famille des rosacées.

L'*inuline* est un épaississant, un polysaccharide peu calorique. Elle contient du sucre et permet de réduire la quantité de sucre et ainsi permet de diminuer l'indice glycémique IG. Elle renforce le système immunitaire*. Elle n'est pas assimilable par l'intestin mais y développe de bonnes bactéries comme les bifidus. Elle est utilisée par la flore intestinale.

La racine de chicorée en contient beaucoup. On en trouve aussi dans la bardane, le pissenlit, le salsifis, le scorsonère et le topinambour.

Le *mucilage* est une substance qui gonfle avec l'eau et est excellent pour lutter contre la constipation. C'est encore une substance constituée de polysaccharides.

On en trouve dans l'anémone Sylvie, l'ispaghul, le lamier blanc, le marrube blanc, la mauve, le plantain, la pulmonaire, le souci, le sureau noir, le topinambour et aussi la guimauve et la papaye.

La *pectine* est une fibre soluble qui a un rôle d'épaississant. Elle se lie aux substances nuisibles du corps et ralentit la vitesse d'absorption des sucres. Elle diminue le cholestérol.

La valeur quotidienne est de 6 grammes.

On la trouve dans les poires, les gelées et confitures, les légumineuses, les fruits, les légumes et les céréales.

Les **fibres insolubles** ont un grand pouvoir absorbant. Elles absorbent beaucoup d'eau d'où elles pallient à la constipation. Elles augmentent le temps de transit intestinal.

On les trouve dans l'artichaut, l'avocat écrasé, le germe de blé, , le boulgour, le chou, la goyave, les haricots blancs, le kiwi, les lentilles, le navet, la patate douce, les pois cassés, le blé et le riz complets, les légumes riches en cellulose (asperge, brocoli).

La *cellulose* est un polysaccharide qui forme une chaîne de glucose et donne une fibre.

On en trouve dans la chicorée.

La *lignine* est un polymère complexe composé du bois. Elle protège les plantes et est peu digeste.

On en trouve dans la poire.

Les *glucanes* sont des épaississants présents dans le son de l'avoine et l'endosperme de l'orge.

LES FLAVONOÏDES

Les flavonoïdes sont des composés nutritifs de la famille des polyphénols que l'on étudiera plus loin. Ils sont constitués d'atomes de carbone. Leur fonction principale semble être de donner une coloration aux plantes : pigments colorés hydrosolubles.

Ils ont des vertus antioxydantes* et antitumorales et sont actifs dans tout le corps. Ils diminuent les risques cardiovasculaires, maîtrisent les cancers et traitent les maladies de foie, préviennent la coagulation du sang et ont un effet diurétique* au niveau rénal (élimination de l'eau d'où interviennent dans les régimes amaigrissants).

Ils protègent les neurones, stimule le débit sanguin cérébral et ont un effet bénéfique sur le cerveau car ils améliorent la mémoire en agissant sur l'hippocampe et préservent les performances cognitives avec l'âge.

Un régime riche en flavonoïdes diminue le risque d'Alzheimer.

La quantité conseillée par jour est de 30 milligrammes soit un verre à liqueur.

On les trouve dans la pulpe blanche dans l'ail, les agrumes, l'asperge, le brocoli, le cacao, le céleri branche et rave, la chicorée, le chou frisé, le chou vert, la ciboulette, l'endive, la fève, la fraise, la groseille, les haricots verts, la laitue, la lentille, la mûre, la myrtille, la noisette, l'oignon, l'orge, le persil, le pissenlit, la poire, les poivrons rouges, la pomme non pelée, le raisin et son jus, la rhubarbe, le sarrasin, le seigle, le thé, la tomate et son jus, le vin rouge.

On en trouve dans différentes plantes : l'argousier, l'aubépine, le bouillon blanc, le bouleau, la canneberge, le cassis, le ginkgo, l'hamamélis, l'hibiscus, le lamier blanc, le lotier corniculé, le marron d'Inde, la matricaire, la mauve, le mélilot, la mélisse, le millepertuis, l'olivier, l'onagre, l'orthosiphon, la passiflore, la pervenche, la piloselle, le plantain, la potentille, la prêle, la primevère, le réglisse, la reine des prés, le romarin, la salsepareille, la sauge, le saule blanc, le stramonium, le thuya, l'aubier de tilleul.

On en trouve aussi dans l'huile essentielle de calophylle inophylle.

Les *callophylloïdes* sont anti bactérien, anti douleurs, anti inflammatoires. On en trouve dans l'huile essentielle de callophylle inophylle.

Les *inophylloïdes* sont anti viraux. On en trouve dans l'huile essentielle de callophylle inophylle.

L'*acide callophyllique* est un anti parisitaire, cicatrisant.

La *liquiritigénine* est une flavonoïde du réglisse protégeant du cancer, des maladies dégénératives et hépatoprotectrice.

L'*oleuropéine* est un flavonoïde présent dans la feuille de l'olivier.

Différents composés nutritifs se regroupent dans les flavonoïdes :

Les anthocyanidines ou **anthocyanidols** sont des pigments naturels qui ont pour dérivé les anthocyanines ou anthocyanes ou **anthocyanoïdes**.

Le *delphinidol* est un pigment qui va du bleu au rouge. C'est un antioxydant*, antitumoral que l'on retrouve dans la canneberge, la delphidrine, la framboise, les fruits bio ou sauvages, la grenade, la violette ou le vin cabernet ou sauvignon.

La *delphinidine* du bleuet est une anthocyanidine. Elle bloque l'action des substances qui contribuent à la croissance de certains cancers.

L'*oligoproanthocyanidine* OPC dont le *pycnogénol* de l'écorce de pin maritime est un puissant antioxydant* qui augmente la résistance capillaire, diminue la pression artérielle et le mauvais cholestérol en augmentant le bon. Il améliore les troubles des fonctions cognitives, la mémoire, la microcirculation, l'arthrose et la peau.

Les anthocyanes ou **anthocyanosides** ou **anthocyanines** sont des colorants rose, rouge, bleu, violet, mauve. Ils sont capables d'absorber la luminosité visible et protègent des UV. Ils sont utilisés dans les traitements des troubles nerveux et de la perturbation des capillaires. Ils sont présents dans les carotènes. Ils servent d'indicateurs de pH* : rouge pour acide et bleu pour base.

Le *C2* ou ancienne vitamine P est un anthocyane. Ils se présentent sous trois formes :

Le *citrus* présent surtout dans les écorces d'agrumes qui traite l'hypertension (tension trop forte), les varices et l'ulcère. Il aide aussi à l'absorption de la vitamine C.

La *myrtilline* dans la myrtille.

La *rutine* et le *rutoside* eux améliorent la vision nocturne. On les rencontre dans les agrumes et leurs écorces, l'abricot, la cerise, le marron d'Inde, la mûre, le sarrasin et le fragon, le frêne et la rue.

Classons les plantes dans lesquels on en trouve :

Dans les fleurs comme le bleuet, la mauve, l'hibiscus, la rose, le sureau, la violette.

Dans les fruits comme l'acérola, l'airelle, l'aubergine, la canneberge, le cassis, la cerise, la framboise (anthocyane, en prendre 60 grammes de poudre par jour), la groseille, la maca, la mûre, la pêche rouge et la peau des agrumes, le riz.

Dans les feuilles comme le chou rouge, la vigne rouge.

Dans les bulbes ou racines comme le ginkgo, la betterave, l'oignon rouge, le radis.

Les biflavonoïdes sont des pigments végétaux antioxydants*, antispasmodiques. Ils protègent certaines cellules et luttent contre l'infection.

Le pamplemousse change la capacité d'absorption de certaines molécules médicamenteuses.

La *lutine* est un extrait de la plante rue (ruta graveolens) qui intervient dans la résistance des capillaires sanguins et les caillots. Elle est aussi utile pour le glaucome, les hémorroïdes et les varices.

On la trouve aussi dans les agrumes, les abricots, les cerises, les mûres, le raisin et le sarrasin.

Les isoflavonoïdes sont antioxydants*, inhibiteur de l'oxydation* des lipides, et réducteur du LDL mauvais cholestérol et ont une action phyto oestrogène.

Les flavanols sont des colorants jaunes. Ils sont utiles pour avoir une bonne circulation sanguine.

Ils améliorent la mémoire à court terme.

Le *catéchine* du thé vert ou *catéchol* est un flavanol qui empêche la prolifération des tumeurs. Il bloque la fabrication de nouveaux vaisseaux sanguins. Il est aussi utile contre les maladies coronariennes et les maladies inflammatoires. C'est un antioxydant*.
On en trouve aussi dans l'abricot, le cacao, la framboise, la fraise, la pêche, la poire, la pomme, la prune et le raisin.
L'*épi-gallocathéchine-3-gallate* (EPGC) du thé vert est un antioxydant* bon pour la dépense énergétique.
La *myricétine* ou *hétéroside myricitine* antioxydant* modifie le taux de LDL, mauvais cholestérol et diminue le risque de cancer. On la trouve dans les fraises, la myrtille, la mûre, la noix, le raisin.
La *naringine* est un flavanol de saveur amère, veinotonique* et vasculoprotecteur* qui se rencontre dans la bergamote, l'orange amère, le pamplemousse et le pomelo.
La *quercétine* est un flavanol anti-inflammatoire et anti-allergénique. C'est un puissant antioxydant*. Elle est souvent liée avec la vitamine C. Elle est efficace pour protéger le muscle cardiaque et empêchant les plaquettes sanguines de coaguler. Elle prévient les cancers.
Elle est contenue dans le cassis, la cerise, la cebette, le chou frisé, les fruits, la groseille, les haricots jaunes et verts, l'oignon, les pommes, le sarrasin, le thé, le vin rouge et les baies comme la canneberge, le ginkgo et le millepertuis.

Le *kaempférol* est un flavanol pigment jaune antioxydant* et anti dépresseur. On le trouve dans le brocoli, le cassis, la chicorée, le chou kale, l'épinard, la frise, la myrtille et le thé vert.

Les flavanols se rencontrent dans le cacao, le vin rouge, le raisin et d'autres fruits, la pomme et les baies, des légumes, le brocoli, le chou frisé, la laitue, l'oignon, le radis.

Les flavones sont de couleur jaune. Ils sont utiles pour avoir une bonne circulation et ont des propriétés anti-inflammatoires et anti-tumorales. Elles améliorent la mémoire à court terme.
On les trouve dans la peau des fruits, les légumes herbes, le persil, le plantain, le romarin et l'achillée millefeuille, le ginkgo.

L'*apigénine* ou *apigénol* est un anti-inflammatoire, un antioxydant*
et régule la glycémie.. On la trouve dans l'achillée millefeuille, le
persil, le plantain, le romarin et les huiles essentielles d'aubépine, de
camomille romaine, de fenouil, de ginkgo, pissenlit, de thym
serpolet.
La *lutéoline* ou *lutéolol* est un composé phénolique et une flavone,
antioxydante* et régule le système immunitaire*. Elle aide le
métabolisme des glucides et prévient l'inflammation.
On la trouve dans le bleuet, la carotte, le céleri, la marjolaine,
l'origan, le pissenlit, le poivre vert, le romarin, le salvia tomentosa, le
trèfle et l'huile d'olive.

Les flavanones ont l'amertume du pamplemousse et de l'orange.
L'*hespérétine* ou l'*hespéridine* sont des flavanones de couleur orange
qui inhibent* les cellules cancéreuses et améliorent la fragilité des
vaisseaux capillaires. L'*hespéridine* est un biflavonoïde de l'orange et
du citron.
On en trouve dans le citron, la clémentine, la mandarine, l'orange et
le pamplemousse.

Les isoflavones sont des composés aromatiques dérivés de l'indigo.
Ils permettent de lutter contre le cancer.
On les rencontre dans les légumineuses*, le seigle et le soja.
La *liquiritigénine* du réglisse est un anti-inflammatoire et un anti-
allergique.
La *glabridine* est aussi une *isoflavone* du réglisse.

Le glutathion est formé de trois acides aminés : l'acide glutamique,
la cystéine et la glycine. Il peut être fabriqué par l'organisme. Il est
présent dans toutes nos cellules, les régule et les régénère. Il diminue
la pression sanguine et le taux de cholestérol. Il joue un rôle
important pour la défense de notre organisme car il est détoxifiant.
En effet il élimine les polluants du foie et des poumons, les solvants,
les pesticides et les métaux lourds. Il est d'ailleurs mieux absorbé par
l'intestin en présence de vitamine C et est régénéré par des enzymes
spécifiques en présence de zinc et de sélénium. C'est un antioxydant*
dont le foie est le principal organe de stockage.

Il existe deux types de glutathion :
L'oxydé qui n'est pas bon pour l'organisme et qui augmente avec l'âge.
Le réduit qui est le bon et se situe dans le plasma ou les globules rouges et qui lui diminue avec l'âge.
L'asperge, l'avocat, le chou fleur, les courges d'hiver, le melon d'eau,l'orange, le pamplemousse, la pastèque, la pêche, la pomme de terre, la tomate et le pourpier peuvent nous en fournir.
Le NAC ou *N-acétylcystéine* augmente le taux cellulaire du *glutathion* et détoxifie.

Le proanthocyane ou la proanthocyanidine ou **PAC** ou tanin condensé renforce les parois des capillaires et des veines de l'anus. C'est un antioxydant* très important. Il prévient les hémorroïdes. Il nous protège contre les infections. C'est une substance hydrosoluble associée à la vitamine C dans l'orange pressée par exemple.
On en trouve dans l'airelle, la canneberge, la cannelle, le cassis, la cerise, la mûre, la myrtille, la peau du raisin ou ses pépins, la pomme délicious ou Granny Smith, le cacao, le thé et le vin rouge ainsi que le pin maritime.

La silymarine provient surtout du chardon Marie et est composée de trois flavonoïdes. Elle protège du cancer, des inflammations et des problèmes du foie. On l'utilise pour traiter les troubles liés à l'alcool. Elle est détoxifiante.
Elle est contenue dans certains artichauts, zestes d'agrumes et le chardon Marie.
La *silibinine* de l'artichaut est le principal composant de la silymarine.

LES GLUCIDES
ou hydrates de carbone ou sucre

Les glucides permettent un apport en fibre et donne une saveur aux aliments. On les classe souvent à partir de leur ancien nom **saccharides**.

L'absorption d'aliments contenant beaucoup de glucides augmente le taux de *sérotonine* d'où une diminution du stress et une détente.

La quantité conseillée par jour est de 250 à 350 grammes (10 % de simples 90% de complexes).

Les glucides se trouvent dans le *règne végétal* :
sous forme d'amidon dans les céréales, les légumes secs et les pommes de terre.
sous forme de glucose et de fructose dans les fruits ou le miel.

Les glucides se trouvent dans le *règne animal* :
sous forme de lactose dans le sucre de lait.
sous forme de glycogène (moindres quantités), glucides des réserves animales dans le foie et les muscles.
On les trouve aussi dans l'avocat, l'avoine, le céleri, le citron, le haricot en grains, le kiwi, les légumineuses*, le maïs, le melon Canteloup, l'orange, le pamplemousse la patate douce, la pomme de terre, le sarrasin et le bambou.

Glucides simples
Les glucides simples se classent en *monosaccharides* et *disaccharides*.
Ils sont solubles dans l'eau et ont un goût sucré. On en trouve dans le lait, les fruits, les légumes, le miel.

<u>Les monosaccharides ou oses</u>
Le *fructose* est un sucre provenant des fruits, de la betterave, du maïs ou du topinambour. Il provient aussi du sirop d'amidon de blé (en

bio). IG 20. son pouvoir sucrant est supérieur à celui du saccharose. *Attention* aux diabétiques car sans insuline il pénètre mal dans le foie.

Le *glucose* est un élément énergétique très important pour les cellules, fabriqué à partir de l'amidon du maïs ou la fécule de pomme de terre.
Le *galactose* est plus sucré que le fructose et provient du lait. Mais c'est aussi le sucre inverti qui apparaît dans la liste des ingrédients des produits industriels.
L'*heptose* de la primevère.
On a aussi le pentose que l'on trouve dans le céleri rave.
Les *glycanes* sont des polymères composés de monosaccharides. Ils sont anti-tumeurs. On trouve le *ganoderane* dans le reishi. C'est un *alpha-glucane*.

Les disaccharides
Le *lactose* est un glucide du lait des mammifères et a un pouvoir peu sucrant. Un de ses constituants est le *galactose*. Elle soulage les douleurs articulaires et l'arthrose.
Le *maltose* est un sucre réducteur facilement digestible. Il est présent dans le malt de la bière.
Le *saccharose* est un sucre extrait de la betterave ou de la canne à sucre. On le retrouve dans beaucoup d'aliments et de boissons industriels. C'est le plus dangereux.

Glucides complexes ou polysaccharides
Ils sont constitués de longues chaînes de sucre. Ce sont des macro nutriments.
Ils sont insolubles dans l'eau froide et n'ont pas de pouvoir sucrant. Ils sont très riches en vitamine B, en magnésium et en fibres. Ils apportent une énergie durable car ils sont plus longs à digérer et diminuent l'indice glycémique. Ils préviennent le vieillissement et participent au maintien du cartilage.
Ils proviennent des algues,du blé, des champignons, de la châtaigne, des céréales, des féculents comme le pain, des légumes secs, du

manioc, des navets, des pâtes, des pommes de terre, du riz, de la semoule et de l'échinacée ou le ginseng.

L'*amidon* ou la *fécule* est un glucide complexe. On le trouve dans les graines, les céréales, les racines ou les tubercules.

Les *glycanes* (bêta) sont des polysaccharides, des celluloses des plantes, dans la levure de boulanger et le son des céréales ainsi que dans les champignons. Ils diminuent le cholestérol sanguin, la glycémie et les risques cardiovasculaires.

Le *glucane* de l'avoine diminue le taux de cholestérol sanguin, le risque de maladies cardiovasculaires et de glycémie.

La *cellulose* E 460 est formée par des chaînes de glucose liées entre elles pour former une fibre.

La *chitine* est un sucre aminé, un des principaux composants de la carapace du crabe, utilisé pour faire des fils chirurgicaux et des filtres pour l'eau.

La *chondroïtine* est un glyco-amino-glycane constituant des cartilages. Elle agit sur les articulations.

Le *fructosane* est un diurétique* présent dans l'ail, l'artichaut et le topinambour.

Le *fucoïdane* est un polysaccharide sulfaté des algues qui augmente le flux sanguin, élimine les métaux lourds et renforce les défenses de l'organisme. On en trouve dans le wakamé. Il contient du frucose, sucre indispensable.

Le *glucomannane* est un additif alimentaire E 425 composé de *D mannoside*, *D-glucose* et provient de la gomme de konjac. Il diminue le taux de cholestérol et de triglycérides* sanguins et régule la flore intestinale.

Le *lentinane* du shiitaké est un glucane antitumoral qui stimule la synthèse des globules (lymphocytes T4) et favorise l'augmentation des anticorps.

Les **gélifiants** déjà vus dans les additifs comme la pectine, l'agar agar. On rencontre aussi la *gélose* qui est une substance favorisant ou inhibant le développement des bactéries.

Les *alginates* sont obtenus à partir d'algues brunes et sont des additifs alimentaires répertoriés de E 401 à 405 (émulsifiants, épaississants, gélifiants et stabilisants). Ils sont utilisés en agroalimentaire pour reconstituer les aliments (exemples le bifteck haché les tartes aux pommes).

Le *glycogène* est aussi composé de chaînes de glucose.

On regroupe l'amidon, la cellulose et le glycogène dans la famille des *glucanes*.

Autres regroupements de glucides

Les **glucosides** ou **hétérosides*** sont formés d'un glucose lié à un élément non glucidique comme l'*esculoside* (marron d'Inde), glucoside de *coumarine* provenant du marron d'Inde et qui est un veinotonique*. Ce sont aussi des stéroïdes. On en trouve dans la digitale, le ginseng, le laurier rose, la matricaire, le muguet, la passiflore, le persil, la piloselle, le tilleul, la verveine citronnée.

L'*arbutine* de la busserole est un glucoside de l'hydroquinone. Elle est antibactérienne, diurétique* et sert à dépigmenter la peau en cosmétique.

L'*astragaline* de l'astragale est un glucoside.

Le *daucostérol* du rhodiole est un glucoside contre le candida albicens.

La *glycyrrhyzine* est un hétéroside*, principe actif de la réglisse. Elle est plus sucrée que le saccharose. Elle est anti inflammatoire, anti tussif, expectorante et bonne pour les ulcères.

La *gymnémine* ou *acide gymnémique* du gyménma sylvestre est un mélange d'hétérosides* diminuant le diabète.

La *picrocétine* est un hétéroside* de glucose et de safranal.

Le *verbenaloside* de la verveine est un glucoside phényéthanol anti inflammatoire et immunostimulant.

Les **glucosinolates** sont de la famille des moutardes et du radis. Ils ont un effet irritant pour la peau. Toutefois ils sont utilisés en cataplasmes pour les articulations douloureuses et ils régulent la tyroïde.

Le *gluco iridoïde* le *procumbide* de l'harpagophytum est un analgésique* et anti-inflammatoire.

Le *gluco alcaloïde stéroïdique* se trouve dans la douce amère.

La *picrocronine* du safran a un goût amer.

Les **glycosaminoglycanes** GAG se trouvent dans les tissus conjectifs et sont de nature glucidiques. Ce sont des macro molécules appelées anciennement mucopolysaccharides acides.

La *chondroïtine sulfate* se trouve dans les cartilages et les os.

Le *kératane sulfate*

Le *dermatine sulfate* se trouve dans le derme, les tendons, les ligaments.

L'*héparine sulfate* se trouve dans le foie, les poumons et l'aorte.

On classe parfois les glucides selon la rapidité avec laquelle on les digère :

- **Glucides à digestion rapide** passent très vite dans le sang et sont contenus dans tout ce qui est sucré : boissons sucrées, chocolat, confiture, fruit, gâteau, jus de fruit, miel, pain, pâtisserie, riz blanc, sucre, pâtisseries et viennoiseries industrielles.

Ils sont pauvres en fibres et minéraux.

- **Glucides à digestion lente** sont contenus dans les féculents : céréale, châtaigne, flocons d'avoine, légumes secs, légumineuses*, millets, pâtes, pomme de terre, quinoa, tubercule.

Ils contiennent des fibres.

Pour éviter d'être malade en absorbant des aliments contenant trop de glucides, vous avez déjà certainement entendu parler de l'**indice glycémique** ou **IG**. Il mesure le taux de glucose dans le sang. La glycémie normale est de 1 gramme par litre de sang. Le sang n'est qu'un moyen de transport du sucre. Le passage du sucre du sang vers les cellules se fait grâce à l'insuline.

En effet l'indice glycémique des aliments peut varier de 0 à plus de 100 par exemple le fructose 20 le saccharose 60 et l'amidon du pain 70. Toutefois on peut remarquer que les sucres consommés avec les légumes verts ont un indice glycémique qui peut baisser.

Les sucres à indice glycémique élevé ont une assimilation rapide dans l'organisme.

IG 0< <55 : sucres lents.

IG bas ($\leq$ 35) : fruits frais (sauf la banane, le raisin et l'ananas), le citron et son jus sans sucre.

Les légumes crus ou frais sauf la fève et les graines germées, les graines (lin, sésame, pavot).

Les épices et le vinaigre.

Le lait frais ou en poudre écrémé ou non, le lait d'amande, les yaourts nature ou yogourt, les crèmes glacées au fructose.

Le cacao sans sucre ou le chocolat à + de 85 % et les noisettes.

IG moyen (35 <   < 55) : la banane, le raisin, l'ananas et les jus de fruits sans sucre.

Le sorbet sans sucre, le lait de riz.

La patate douce, les céréales et muesli sans sucre.

IG > 55 : sucres rapides.

IG élevé (> 55) : les pains blancs, bis au levain, semi complet, complet, au seigle, au lait, au chocolat, la farine de châtaignes, les gaufres au sucre, les biscottes, la farine semi complète.

Le riz, le tapioca, la semoule, les céréales raffinées sucrées, les pommes de terre au four.

Les fruits au sirop en boîtes, les confitures sucrées, le miel, la papaye fraîche.

Les boissons gazeuses et les sodas. La pizza et le ketchup.

Ils donnent une sensation de faim et amènent la fonte musculaire et des risques de cancer ou de maladies cardiovasculaires.

Il existe des édulcorants naturels : le miel, le sirop d'érable (liquide qui contient des vitamines du groupe B et des minéraux du sirop d'agave (liquide de couleur ambre issu des cactus).

LES INDOLES et ISOTHIOCYANATES

Les indoles et isothiocyanates sont des substances qui stimulent les enzymes capables de prévenir le cancer et d'abaisser le taux d'oestrogènes nuisibles.
On en trouve dans les choux de Bruxelles, brocoli, les crucifères, le navet et le radis.

Les **indoles**

Les indoles sont des composés organiques aromatiques dérivés de l'indigo, pigment bleu.
Un indole important est l'*I3C*, *indole-3 carbinol* qui est un régulateur hormonal et prévient contre le cancer.
On en trouve dans le brocoli et le chou vert.

Le *di-indolméthane* DIM du brocoli est un puissant anticancer.
La *diphénylisatine* est un dérivé des indols qui a un effet laxatif.

Les **isothiocyanates**

Les isothiocyanates sont des composés de soufre et d'oxygène, des composés chimiques de l'huile de moutarde.
Les *isothiocyanates d'allyle* sont anti bactériens et utilisés pour conservés les aliments. La *sinigrine* en est un.
L'*isothocyanate de benzyle* se trouve dans la capucine, le chou, le cresson alebsis.
L'*isothiocyanate de phénéthyle*, la *gluconastentiine* se trouve dans le cresson et la racine de raifort.

Le *sulforaphane* est un isothiocyanate important qui inhibe la croissance des tumeurs cancéreuses. Il a des propriétés anti tumorales (active les enzymes anti cancer). Il est aussi anti microbien et anti diabétique. Il inactive l'helicobacter pylori qui peut provoquer des cancers gastriques.On le trouve en plus dans le brocoli, le chou de Bruxelles, le chou fleur, le chou rave, le chou vert, le cresson, le radis et la maca. Il a un puissant effet anti cancer.

LES LIPIDES

Les lipides sont des matières grasses contenant du carbone, de l'hydrogène et de l'oxygène. Ils sont riches en calories. Ils doivent apporter une quantité suffisante d'énergie à notre organisme pour son bon fonctionnement. Ils entrent dans la constitution des membranes des cellules et participent à la synthèse des hormones. Les lipides sont un des principaux constituants des membranes plasmiques (membranes externes délimitant la cellule) contenant aussi du cholestérol.

80 à 100 grammes sont nécessaires par jour.

Les lipides se présentent sous deux formes : les *solides* qui sont des cires et sont en général des lipides saturés et les *liquides* qui sont des huiles et sont en général des lipides insaturés. Les huiles ou margarines végétales sont des acides poly-insaturés. Elles sont donc très sensibles à la chaleur.

Les lipides les plus répandus sont les **acides gras** que nous avons déjà étudiés.

La plupart des matières grasses se trouvent dans les produits laitiers entiers ou écrémés comme le beurre, la crème ou le fromage, dans la viande surtout celle de porc, d'agneau et de bœuf, dans les poissons comme le thon, le saumon, l'anchois, l'anguille ou les huiles de poisson, dans les fruits oléagineux comme l'arachide, l'amande, la noix. Mais certains légumes peuvent aussi contenir des matières grasses comme l'avocat, le melon Canteloup et la pulmonaire.

Les produits contenant le plus de lipides sont les produits industrialisés comme les plats préparés, les pizzas, le hamburger, les fritures, les gâteaux, les viennoiseries, les confiseries.

Par contre on a vu que certains acides gras sont essentiels. Ceux là on un rôle important dans la structure de nos organes.

Il existe d'autres lipides :
- Les **glycérides** ou acyglycérols ou glycérolipides qui sont des esters d'acides gras de glycérol.
Le glycérol est un alcool au goût sucré, formé de chaînes de carbone. Il contribue à l'élaboration des lipides.

- Les **lipides hydrocarbonés** comme le *squalène* sont présents dans le sérum humain. Il sert à la biosynthèse du cholestérol, des hormones stéroïdes et de a vitamine D. on en trouve dans l'huile d'olive.

- Les **triglycérides*** ou **triaglycérols** ou graisses neutres qui sont des graisses ou des huiles comme le *glycérol* ou la *glycérine*, les différents acides gras saturés (en hydrogène) ou insaturés. Ils aident au stockage des graisses et à leur circulation dans le sang.

- Les **phospholipides** ou **phosphoglycérides** contenant du glycérol et du phosphate. Ils diffèrent selon les acides gras qu'ils contiennent.
La *prostaglandine* est obtenue à partir de phospholipides et se trouve dans l'ail.

- Les **glycolipides** ou **saccharolipides** qui sont des substances contenant un glucide et un lipide. On les trouve dans les membranes cellulaires.

- Les **stéroïdes** qui sont des végétaux du groupe lipide, dérivés des triterpènes. Ils se composent des alcools les stérols, des acides biliaires et diverses hormones.
Les stéroïdes se rencontrent dans la saponine que l'on verra plus loin, la salsepareille et le réglisse.
La plupart des contraceptifs sont des stéroïdes. La *cortisone* en est un.
Les **stéroïdes anabolisants** sont des hormones stéroïdes liées à l'hormone naturelle humaine la testostérone. Ils sont utilisés pour traiter certains cancers mais ont malheureusement des effets néfastes et font souvent grossir. La *testostérone* intervient dans les organes génitaux et pour les caractères sexuels. On a aussi l'*oestradiol* qui est une sorte d'œstrogène.
Les *ginsénosides* sont des stéroïdes glycosides et saponines triterpéniques du ginseng Panax. Ce sont des stimulants du système nerveux, physique ou intellectuel et du système vasomoteur. Ils permettent aussi de lutter contre la fatigue.

Les *oryzanols* (gamma) sont des lipides spécifiques que l'on trouve dans l'huile de son de riz et l'huile de graines de lin. Stéroïdes naturels ils stimulent la masse musculaire. Antioxydants* ils protègent contre les ulcères et les maladies cardiaques. Ils soignent aussi les troubles de la ménopause. Ils facilitent la concentration de la dopamine, de la noradrénaline et améliorent le fonctionnement de l'hypothalamus.
L'*oryzanol phytostérol* , stéroïde naturel stimule la croissance musculaire.

Les **stérols végétaux** sont aussi appelés **phytostérols** et se trouvent dans de nombreux végétaux : céréales, fruits et légumes, dans des huiles végétales : amande douce, argan, germe de blé, noisettes.
Ils sont antioxydants* et réduisent le mauvais cholestérol. Ils ne peuvent être fabriqués par l'organisme et permettent le passage du cholestérol de l'intestin vers le sang.
L'acide *ferrulique* est un stérol végétal et un alcool triterpénique.
Le *daucostérol* du rhodiole est un stérol végétal stimulant la prolifération des cellules souches et neuronales.
Le *stigmastérol* se trouve dans l'huile de colza et de soja.

Le **cholestérol** est un précurseur de l'acide cholique (acide biliaire). C'est un stérol. Il utilise les phospholipides pour se déplacer dans l'organisme. On a vu qu'il existait deux espèces de cholestérol le bon ou *HDL* (lipoprotéine à haute densité) qui absorbe le mauvais et la quantité doit être supérieure à 65 milligrammes par décilitre et le mauvais ou *LDL* qui est absorbé par les cellules immunitaires. Les cellules se collent alors aux parois des artères. Cela peut provoquer des accidents vasculaires cérébraux ou des crises cardiaques. Le taux du LDL ne doit pas dépasser 130 milligrammes par décilitre. On constate que les matières grasses saturées et les acides gras trans augmentent le taux de mauvais cholestérol.
Le bon cholestérol est essentiel pour la santé. Il sert à former la vitamine D, les hormones stéroïdes et les sels biliaires.
La vitamine B3 régule le cholestérol et les triglycérides*. Les fibres aident à évacuer le cholestérol.
Le mauvais cholestérol ou LDL provient :

- des matières grasses saturées : crème fraîche ou laitage non écrémé ;
- ou des acides gras trans : huile hydrogénée.

LES OLIGOELEMENTS

Les oligoéléments sont des métaux ou métalloïdes indispensables à l'activité cellulaire. On les classe dans les micronutriments.

Ils ont un rôle de catalyseurs des multiples réactions chimiques.

Ils doivent être apportés par les aliments.

Aluminium Al

L'aluminium est un oligoélément essentiel. Une carence peut entraîner un retard intellectuel.

On en trouve dans le chou, le sésame, l'eau, les vaccins, les déodorants, la médecine.

Attention :

Le seuil de *toxicité* est de 3 milligrammes par jour.

Il est dangereux au contact des aliments (casseroles, boîte de conserve, papillote) et en cosmétique (dentifrice). Il est possible que le papier d'aluminium utilisé dans l'alimentation libère de l'aluminium dans les aliments.

Il a des effets néfastes sur le système nerveux. On a remarqué la présence d'aluminium dans le cerveau des personnes atteintes de la maladie d'Alzheimer. D'après certaines études il pourrait provoquer le cancer du sein. On a trouvé une relation entre l'aluminium et le risque de déficit cognitif.

Il est neurotoxique* et peut provoquer des troubles neurologiques importants. Il bloque une enzyme capital dans la formation du collagène :prolyl-hydroxylase.

En médecine on le trouve comme adjuvant dans les vaccins, les pansements gastriques anti acides mais aussi dans les sels d'eau potable, comme anticoagulant de l'eau.

On le retrouve dans plusieurs additifs : E 173 520 523 545 555 556 559.

La silice le rend moins absorbable.

La prêle est un antidote riche en silice.

Bore B

Le bore joue un rôle dans la robustesse du squelette et du cerveau et peut éviter la perte de calcium après la ménopause. Il est important pour lutter contre l'ostéoporose et l'arthrose. Il participe à la fabrication des cellules du système immunitaire*. Il est diurétique* et permet de lutter contre l'obésité.

La dose recommandée est de 3 milligrammes par jour.

On en trouve dans les légumes feuillus*, les légumineuses*, la pomme de terre, les fruits (dans la poire on en trouve environ 0,3 milligramme), le café, le lait, lithothame.

Brome Br

Le brome a un effet sédatif sur le système nerveux et facilite le sommeil.

On en trouve dans l'asperge, l'avoine, la betterave rouge, le blé, les champignons, la lentille, le maïs, le melon, la pastèque et aussi dans le bambou.

Chrome Cr

Le chrome est un régulateur de la glycémie* qui s'élimine avec les aliments sucrés. On en a besoin en petite quantité pour le pancréas. Il réduit le taux de cholestérol et augmente le bon HDL. Il permet de contrôler la sensation de faim.

On en trouve dans la betterave rouge, le brocoli, le céleri rave, les céréales, le cresson, l'orge, le pamplemousse, le pain, les pâtes, le sésame, la spiruline, la dinde, les vitamines.

Attention : en trop grande quantité il peut provoquer des cancers.

Une carence peut provoquer des troubles du métabolisme des lipides et des glucides.

Cobalt Co

Le cobalt est utilisé dans les alliages dentaires en association avec le molybdène.

On en trouve dans le chou et la lentille, l'oignon, l'orge, le sarrasin, la tomate et le foie, le lithothame.

Cuivre Cu

Le cuivre est nécessaire pour absorber le calcium et important pour l'absorption du fer dans le tube digestif. Il accélère l'oxydation* de la vitamine C. Il intervient dans la formation des globules rouges. Il aide à s'endormir et améliore la qualité du sommeil. Il permet l'harmonie du cerveau. Il protège aussi l'organisme contre les infections, les inflammations et le vieillissement.

Il permet de renforcer les moyens de défense de l'organisme tant en préventif qu'en curatif et permet à la vitamine C de remplir ses fonctions.

On en trouve dans les algues, l'amande, l'asperge, l'aubépine, l'avoine, la betterave rouge, les champignons, la châtaigne, le citron, le cresson, la figue, les légumes verts, les lentilles, la mangue,les noix diverses, l'orange, l'orge, le pissenlit, les pois chiches, la pomme de terre, le quinoa, le riz, le sarrasin, le seigle, le sésame, l'huile d'arachide, le cacao, le thé, le vin, les épices, le curry, le foie, le poisson, les crustacés, les huîtres, les moules, l'ortie, l'hibiscus et la spiruline.

Fer Fe

Le fer existe sous deux formes :

 le fer *héminique*, facilement absorbé par l'organisme, contenu dans les produits d'origine animale,

le fer *non héminique* d'origine végétale qui est mieux assimilé en présence de vitamine C (par exemple le jus de citron ou de pamplemousse, de persil, de petits fruits rouges).

Il participe à l'harmonie du cerveau à la prévention des maux de tête. Il se trouve dans les globules rouges. Il facilite la respiration cellulaire et contribue aux transferts énergie et oxygène. Il permet à l'hémoglobine (pigment rouge du sang de bien fonctionner).

Le *fer héminique* se trouve dans les mollusques (moules, bigorneaux, bulots), les abats et les viandes rouges.

On a intérêt à mélanger les deux sources de fer au cours d'un même repas.

18 milligrammes sont conseillés par jour.

On en trouve dans les algues, l'amande, l'asperge, la betterave rouge, le blé, la carotte, la châtaigne, la chicorée (avec de la vitamine C), le chou vert, la citrouille, le citron, le concombre, les côtes de bettes (avec de la vitamine C), le cresson, l'épinard, la fève, la fraise, les fruits secs, les graines de citrouille, la groseille, les haricots blancs, les légumineuses*, les légumes verts feuillus*, les lentilles (9 milligrammes pour 100grammes), le navet, l'oignon, les petits pois (3 milligrammes pour 100 grammes), le pissenlit, les pois chiches, la pomme de terre, le pruneau, le quinoa, le radis, le raisin sec, le riz, le seigle, le sésame, le poisson, la volaille, le foie. On en trouve aussi dans l'acérola, l'argousier, le ginseng, la levure de bière, l'ortie, le plantain, la prêle et la spiruline.
On peut utiliser une cocotte en fonte pour faire à manger.
Attention : la quantité de fer captée par l'organisme est divisée par 4 par le café et le thé.

Une carence en fer peut provoquer une anémie et faire souffrir le cerveau.
Un surdosage est aussi nocif..

Fluor F
Le fluor est bon pour les dents, contre les caries. 1 milligramme est conseillé par jour.
Attention : une trop grande quantité peut altérer les os.
La betterave, le chou, les épinards et le thé peuvent nous en apporter.

Iode I
L'iode a un rôle important dans les fonctions de la glande thyroïde et ses hormones.
On en trouve dans l'huître, le poisson, la moule, l'ail, l'algue, l'avoine, le blé, la carotte, le chou, le concombre, le cresson, le haricot, la laitue, le maïs, le navet, l'oignon, le poireau, le radis, le riz, le soja, le seigle, la tomate et aussi l'hibiscus.

Lithium Li
Le lithium est un régulateur du système nerveux. Il réduit l'activité de la thyroïde. On le conseille aussi pour les troubles de l'humeur et

le comportement. C'est un neurorégulateur, un anxiolytique, un myorelaxant. Il intervient sur les neurotransmetteurs*.
La betterave rouge, la laitue, la pomme de terre, les radis peuvent nous en fournir.

Manganèse Mn

Le manganèse active les enzymes intervenant dans la synthèse des lipides. Il est utile pour l'absorption du calcium et prévient le vieillissement. C'est un antioxydant*. On peut en prendre contre les allergies, le rhume ou la rhinite. Il a un rôle important avec la choline dans le mécanisme des graisses. Il stabilise le niveau des glucides.
L'ananas, l'asperge, la carotte, le cassis, la châtaigne, la chicorée, le chou vert, le citron, le concombre, l'endive, l'épinard, la figue, la laitue, la lentille, la mâche, le maïs, la mangue, la myrtille, la noisette, l'orge, les pois, la pomme de terre, le sarrasin, le seigle nous en apporteront ainsi que le bouleau, la prêle et la spiruline et la valériane.
Attention : il est toxique en excès.

Une carence peut être due aux engrais chimiques. Elle déséquilibre la synthèse de la sérotonine.

Molybdène Mo

Le molybdène est la cible des rayons X. Il est essentiel pour l'alimentation des plantes. Il est utilisé dans les alliages dentaires avec le nickel ou le cobalt. Il permet de fixer le fer et améliore l'utilisation du fluor.
On en trouve dans le céleri rave et la lentille.

Nickel Ni

Le nickel est utilisé aussi dans les alliages dentaires. Il est allergisant et cancérigène (cancer du poumon, œsophage, larynx et estomac). Il peut aussi provoquer la leucémie, l'asthme et de l'eczéma.
On en trouve dans la betterave, l'épinard, la laitue, l'orge et le sésame.

Sélénium Se

Le sélénium se trouve dans le glutathion peroxydase, enzyme empêchant la destruction des globules rouges par oxydation*. C'est un puissant antioxydant* qui stimule le système immunitaire* et prévient contre le cancer. Il est utilisé contre le vieillissement cellulaire, la fatigue. C'est aussi un anti inflammatoire.

On le trouve dans la plupart des fruits et légumes, l'ail, l'asperge, la betterave, le blé, les champignons, le chou, la citrouille, l'endive, le lithothame, les moules, l'oignon, l'orge, les pois chiches, le riz, le seigle, le sésame, les tomates, les fruits de mer, l'œuf, le foie, la viande rouge, le poisson de mer. Une noix en apporte 120 microgrammes soit 170 % de la valeur quotidienne.

Attention : Le déficit en sélénium peut augmenter l'agrégation des plaquettes sanguines.

L'*excès* peut provoquer des troubles gastro intestinaux et l'irritation des poumons.

Silicium Si

Le silicium est indispensable à l'assimilation du calcium et à la croissance. Il est lié à la vitamine E. Il a une action détoxiquante et il est utile pour les défenses immunitaires* et le système circulatoire.

20 milligrammes par jour sont recommandés. Il améliore les performances cérébrales et intervient dans la prévention de la maladie d'Alzheimer, des maladies inflammatoires.

Il intervient dans la synthèse du collagène, la constitution des tendons, ligaments et tissus conjonctifs, l'élasticité des tissus (cartilages, artères, peau). Il renforce l'efficacité du cuivre, du fer, du zinc. Il élimine le cholestérol et l'urée. Il est bon pour le cristallin et l'oreille interne. Il est nécessaire au fonctionnement des mitochondries qui interviennent dans la fabrication des hormones, oestrogènes, DHEA.

C'est un antidote de l'aluminium.

On en a besoin de 5 à 6 mg / jour.

On en trouve dans l'ail, l'avoine (enveloppe et germes), les céréales complètes, la ciboulette , le citron, les lentilles, le lithothame, l'oignon, l'orge, l'ortie, le radis, le riz, le sarrasin, le seigle. On en trouve aussi dans le bambou, le ginseng, l'hysope et la prêle.

L'**acide orthosicilique** est une forme soluble du silicium. Il a un rôle important pour les os, les articulations, les dents, la peau et les vaisseaux sanguins.

Zinc Zn

Le zinc est un antioxydant* puissant. Il maintient le système immunitaire* vigoureux et joue un rôle dans le métabolisme des lipides, glucides et protides. Il est bon pour le cerveau et la vision. Il est même nécessaire pour l'absorption du calcium. Il joue un rôle dans la formation de l'ARN* et l'ADN* et le noyau des cellules.

Il entre dans la composition de beaucoup d'enzymes nécessaires à une bonne gestion du stress, des émotions. Il agit sue la mémoire, l'attention cérébrale.

On en trouve dans les algues, l'amande , l'asperge, l'avoine, la betterave, le blé (germes), la carotte, les céréales complètes, me céleri, le chou, le cresson, les légumineuses*, l'épinard, le haricot, l'huile d'arachide, la mangue, la pommes de terre, l'oignon, l'orge, l'ortie, le pépin de courge, le quinoa, le radis noir, le seigle, le sésame, la tomate, l'huître (cuite à la vapeur), le crabe, le jaune d'œuf, les crustacés et les mollusques ainsi que la noix de cajou et le thé vert..

Attention : un déficit en zinc affaiblit les défenses immunitaires*.

LES PHYTOESTROGÈNES

Les phytoestrogènes sont des substances synthétisées par les plantes dont la structure est proche des hormones femelles animales. Ils agissent sur l'organisme comme des oestrogènes en régulant le taux d'oestrogènes nuisibles chez la femme.

Un œstrogène est une hormone sexuelle féminine qui en quantité normale, contribue à maîtriser les différents processus régulant le cholestérol. Si le taux est trop élevé, cela peut amener un cancer notamment celui du sein.

Il existe différents phytoestrogènes : les coumestanes, les isoflavones, les lignanes et les lignines.

Les coumestanes :

Le *coumestrol* est un composé organique utile aux enzymes impliquées dans la biosynthèse de certaines hormones. Il a un effet anti cancer.

On en trouve dans le chou, le chou de Bruxelles, l'épinard, l'herbe, la luzerne, le soja.

Les isoflavones :

Les isoflavones réduisent aussi les symptômes de la ménopause, le risque de maladies du cœur et préviennent de l'ostéoporose. Elles peuvent protéger les hommes contre des problèmes de la prostate.

On en trouve dans le fenouil, l'origan, le thym, la camomille et le clou de girofle.

Les lignanes :

Les lignanes sont aussi des composés phénoliques ou polyphénols. Ils sont importants comme prévention contre les cancers.

On en trouve dans les graines ou racines, les graines de lin surtout, les graines de citrouille, de sésame, de pavot, de tournesol et les grains entiers ou le son de l'orge, l'avoine ou le seigle, ainsi que dans les petits fruits.

La *schisandrine* protège les tissus contre les dommages oxydatifs.

Les lignines :
Les lignines sont des fibres qui aident à évacuer le cholestérol.
On en trouve essentiellement dans les poires.

Les oestrogènes du cimifuga racemosa sont l'actéine et le cimifugoside.

LES POLYPHENOLS
Ou composés phénoliques

Les polyphénols constituent une famille de molécules organiques très fréquentes dans le monde végétal. Ils regroupent des familles déjà rencontrées comme les flavonoïdes, les lignanes, les lignines. Ils se retrouvent dans d'autres groupements.

Les polyphénols sont d'excellents antioxydants*, capables de neutraliser les radicaux libres. Ce sont des molécules de base, aromatique, liée au carbone et au benzène. Ils apportent des substances essentielles comme la cystéine, acide aminé utile pour la vitamine B6 et la vitamine C. Ils protègent contre l'artériosclérose, les cancers, les maladies cardiovasculaires et l'ostéoporose. Ils limitent les risques d'infarctus du myocarde, protègent contre les UV et inhibent* l'agrégation plaquettaire.

On les rencontre dans presque tous les légumes, les fruits, les céréales, le thé et d'autre part le tilleul et l'aubier de tilleul, la mélisse, l'orthosiphon, le chocolat, le café.

Leur teneur est plus élevée dans les fruits mûrs ; leur stockage au froid pendant quelques jours n'affecte pas leur teneur en antioxydant*.

Les acides phénols ou acides phénoliques sont immunostimulants, anti inflammatoires, antiseptiques* urinaires et hépato proctecteurs.

On les trouve dans l'artichaut, la citrouille, la reine des prés, le saule, le pissenlit, le plantain et l'orthosiphon.

- **L'acide caféique** est aussi un flavonoïde que l'on trouve sous forme d'acide chlorogénique dans les fruits, les légumes, les thés verts et le café, l'aubépine.

- **L'acide chlorogénique** a des propriétés intéressantes pour le foie et la vésicule biliaire.

On le trouve dans les légumes courants, l'artichaut, l'ananas, la carotte, la fraise, la pomme de terre, la tomate, le café et l'aubépine et la piloselle.

- **L'acide cichorique** est un acide phénolique formé à partir de l'acide caféique et l'acide tartrique de l'échinacée purpuréa, la chicorée sauvage.

- La **cynarine** ou **acide dicaféylquinique** est un dérivé de l'acide chlorogénique qui agit sur le foie et la vésicule biliaire. On en trouve dans l'artichaut.

- **L'acide cinnamique** est une poudre blanche inodore extraite de la cannelle. Il est antiseptique* et utilisé dans le traitement des mycoses ou des champignons. Il est utilisé dans les parfums sous forme d'ester.

- **L'acide p-coumarique** est un dérivé de l'acide cinnamique qui régule le système immunitaire*.

- **L'acide coumarique** est un protecteur des inflammations, des cancers et des maladies cardiovasculaires. C'est un dérivé de l'*acide cinnamique*.

On en trouve dans l'ananas, la fraise, la tomate.

- **L'acide ellagique** est le plus actif. Il augmente le taux de glutathion intracellulaire et stimule les enzymes qui les fabriquent. Il stimule aussi le système immunitaire* et est antioxydant* et anti tumoral..

On le trouve dans la canneberge, le cassis, le curcuma, les fraises, les framboises, la grenade, la mûre, les noix diverses, les petits fruits, le raisin et le thé vert.

- **L'acide férulique** aide à lutter contre le stress oxydant.

Il empêche les agents chimiques de se transformer en substances nocives. Il absorbe les UV et est donc utilisé comme écran solaire pour la peau. Dans le domaine alimentaire il améliore le goût sucré.

- **L'acide gallique** est un constituant des tanins hydrolysables.

Il est de couleur jaune. On le trouve dans l'hamamélis, la feuille de thé, l'écorce de chêne et du châtaignier.

- **L'acide rosmarinique** est le polyphénol du romarin, de la mélisse ou de l'origan ou de la primevère. Il soigne la fatigue et les troubles hépatiques, les infections ORL, les maux de tête. C'est aussi un excellent anticancer.

- **L'acide salicylique** est la base de l'aspirine. La *salicyline* ou salicine est un produit naturel contenu dans la reine des prés et dans l'écorce de saule. La salicyline donne l'acide salicylique par oxydation*. C'est un anti douleur et un anti inflammatoire.

On en trouve dans d'autres plantes comme la matricaire, la pulmonaire, le souci, la vanille.

- **L'acide shikimique** est synthétisé à partir de l'acide cinnamique. C'est un précurseur de plusieurs acides aminés comme la phénylalamine, la tyrosine, le tryptophane ainsi que de l'indole et des tanins. Il est anti grippal. Il sert de base à la fabrication du tamiflu. Il est extrait de l'anis étoilé.

- **La coumarine** est un allergène à signaler et une substance organique aromatique naturelle dont l'odeur rappelle celle de la vanilline. C'est un anticoagulant et un anti oedème.

On la trouve dans l'anémone Sylvie, l'aspérule odorante, la lavande, le mélilot officinal, la mélisse, le mélilot, le réglisse, l'aubier de tilleul, la cannelle de Chine, le céleri, la feuille de maïs, le panais, la piloselle, la rue.

- **La furanocoumarine** est un agent photo sensibilisant de la berce et du pamplemousse.

Les phénols sont en général très corrosifs pour l'organisme. Certains sont utilisés en médecine et plusieurs sont utilisés en parfumerie et sont anti-bactériens : l'estragol, l'eugénol, le thymol et la vanilline.

- **L'anéthol** est un phénol aromatique de l'anis vert et du fenouil.

- **Le bleu de phénol** ou **azuline** est un colorant bleu.

- **Le carvanol** se trouve dans l'origan, la sarriette, le thym.

- **L'estragol** est la partie aromatique de l'estragon, du cerfeuil, du basilic, de l'anis, du fenouil, du piment, de la muscade ou du pin.

Attention : Il peut avoir des risques pour la santé.

- **L'eugénol** est un constituant des désinfectants dentaires. C'est malheureusement une substance allergène à signaler. Il est antiseptique* et anti inflammatoire.

On la trouve dans le basilic, la cannelle, le clou de girofle et la muscade, l'huile essentielle de ciste. Il est utilisé en parfumerie et en cosmétique.

Le **méthyl eugénol** est un ester phénolméthyl composé organique, anesthésique local, antalgique*, anti inflammatoire et antiseptique*.

On le trouve dans les huiles essentielles de fenouil, rose, basilic, anis, laurier noble, noix de muscade.

- **Le gingérol** est un phénol proche de l'alcaloïde la capsaïcine qui rappelle aussi la vanille. Il provient du gingembre frais et il a un goût piquant. C'est un diurétique* bon contre les vomissements, un stimulant et est bon pour le cœur.
- **Le thymol** provient du thym ou de l'origan. Il est anti bactérien, antiseptique * et anti fongique*.
On le trouve dans la mélisse, l'origan, la sarriette et le thym.
- **Le tyrosol** est un antioxydant* phénolique de l'olivier, de l'huile d'argan et du vin blanc.,
- **La vanilline** provient de la gousse de vanille. Ce qui est dommage c'est que la vanille naturelle est très chère alors que la vanilline de synthèse elle est peu chère.

On trouve des phénols dans le gingembre, le géranium, la mûre, la pervenche.

L'**hydroquinone** est un composé aromatique organique apparenté au phénol, dérive de glucide et freine la synthèse de la mélanine. Il est dangereux pour l'écosystème et toxique pour les poissons.

On trouve des **composés phénoliques** dans l'asperge, la banane, la citrouille, le coriandre, la panais, la poire, le romarin, la sauge, le seigle, le tournesol, l'échinacée, la piloselle et la vigne rouge.
L'*hyperforine* principe actif anti dépresseur.
L'*hypéricine* est une pigment rouge antalgique*, anti inflammatoire, anti viral, cicatrisant.

Les **pigments phénoliques** appelés **curcuminoïdes** donnent la couleur jaune orangée. Ils sont anti inflammatoires, antioxydants*, anti cancer et préviennent la maladie d'Alzheimer. D'autre part ils facilitent le processus digestif, le transit intestinal et soulage l'arthrite et les rhumatismes. Ils facilitent la fluidité du sang et préviennent la prostate. On les trouve dans la curcumine.
La *curcumine* jaune E 100 est un antioxydant* bon pour les systèmes articulaire, cardiovasculaire, digestif, immunitaire* et nerveux. Il est recommandé de la consommer avec du poivre (*pipérine*) ou du

gingembre (*gingérol*) pour être mieux absorbée. On conseille d'en absorber 600 mg par jour soit 20 g de curcuma.
L'*hydroxytyrosol* de la feuille d'olivier est un composé phénolique antioxydant*, antibiotique et stimule le système immunitaire*.

Le mannitol est un édulcorant E 421 provenant du frêne. Il a un faible pouvoir sucrant et est acidifiant. En industrie alimentaire il est parfois utilisé pour prévenir le dessèchement d'un aliment. C'est un glucide complexe laxatif.

Le resvératrol empêche l'oxydation. Il inhibe* les plaquettes sanguines et la prolifération des cellules. Il permet aussi de lutter contre le mauvais cholestérol. et l'inflammation. Il prévient la maladie d'Alsheimer. Il freine le cancer notamment celui de la prostate. Il peut traverser la barrière hémato encéphalique pour protéger le cerveau et le système nerveux.
C'est un dérivé polyphénolique du stilbène.
On en trouve surtout dans le raisin mais aussi dans la mûre, la cacahouète et le chocolat noir, le vin rouge.

Le ptérostilbène est lié au resvératrol. Il est antioxydant*, diminue le cholestérol et est neuroprotecteur*
On en trouve dans le bleuet, la myrtille et le raisin.

Le phloroglucinol est un *triphénol*. Il est utilisé en médecine : le Spasfon. Il permet aussi de lutter contre les spasmes.
On en trouve dans l'aubier de tilleul.

Les tanins sont des substances d'origine végétale (écorce, racine, feuille). Ils ont une couleur qui va du jaunâtre au brun et foncent à la lumière. Ils ont un goût amer et donnent une sensation de dessèchement dans la bouche. Ils rapprochent les tissus et augmentent la résistance aux infections.
 Il existe deux groupes de tanins :
- les tanins **condensés** à base de phénols comme les *proantocyanidines* (vus avec les flavonoïdes présent dans les noix).

- les tanins **hydrolysables** qui par hydrolyse* donnent de l'*acide gallique* ou de l'*acide ellagique*, des acides phénols, la *punicalagine* de la grenade (antioxydante*).
On en trouve dans les pépins de raisin, le cidre, le calvados, le pommeau et le thé.

On trouve les tanins dans le chardon Marie, le cyprès, l'hamamélis, l'huile d'onagre, le lamier blanc, le lotier corniculé, la mauve, la potentille, la primevère, la pulsatile des prés, la sauge, le serpolet, le sureau noir, le thym, le tilleul, la valériane et la vigne rouge. On en trouve aussi dans la mûre, la myrtille, la noisette, la rhubarbe et le thé.
Les tanins du thé vert permettent à la caféine de se diffuser rapidement dans l'organisme.

Le phlobalphène est un pigment rouge résultant de l'oxydation* des tanins donnant de l'amertume au vin.

LES PROTEINES ou PROTIDES

Les protéines sont des macromolécules composées de chaînes d'acides aminés. Environ 120 acides aminés peuvent être utilisés pour faire des protéines dont certains ne sont pas synthétisés par l'organisme. Ces protéines permettent à notre organisme de réparer l'usure normale de nos tissus car ils sont nécessaires au renouvellement de nos cellules. Elles sont indispensables à la vie cellulaire.

Certaines protéines se retrouvent sous forme d'enzymes, d'hormones, de récepteurs, de neurotransmetteurs*. Les protéines sont assez spécialisées. Celles qui se situent dans le système immunitaire* sont les immunoglobulines.

Elles ne se stockent pas d'où un apport journalier est nécessaire :
Besoin moyen par kilo de poids d'une personne en bonne santé : pour un adulte 0,8 à 1 g pour un adolescent 1 à 1,2 g pour un sportif 1,5 g.

Les *protéines animales* se trouvent dans la viande, le poisson, les mollusques, les crustacés, l'œuf, le lait et les produits laitiers. On en trouve aussi dans les légumineuses* et les céréales. (exemple manger des pâtes au fromage).
Elles contiennent de l'acide urique, du cholestérol, des graisses saturées, de l'urée et sont donc à limiter.

Les *protéines végétales* se trouvent surtout dans les légumes secs (haricot, lentille, fève, pois) ou les fruits secs (noix, noisette, pignon, pistache, amande, cacahuète), le sésame et la spiruline.
Le pain, le riz, les pâtes et les céréales peuvent aussi nous en apporter avec les glucides lents.
Elles nous apportent des fibres, des graisses polyinsaturées, de la vitamine E.

La **cytokine** de l'avoine est une hormone polypeptidique du système immunitaire* .

L'**ocytocine** est une hormone peptidique sécrétée par l'hypophyse contenant 9 acides aminés.

La **phycocyanine** est une association de protéines. C'est un pigment de la spiruline.

Les **peptides** sont des polymères d'acides aminés et les protéines sont des assemblages de polypeptides.

Les **glycoprotéines** sont des protéines avec un ou plusieurs groupements d'oligosaccharides.
L'*inhibine* du miel est une hormone peptidique et une glycoprotéine. C'est une substance antibiotique naturelle empêchant le développement de bactéries. Elle régularise le cycle menstruel.

Les **lectines** sont des protéines se trouvant dans les graines.
La **lectine urtica dioïca aglutine** UDA de l'ortie régule le système immunitaire*.
l
La **vitellogénine** est une protéine antioxydante* de stimulation du système nerveux et du système immunitaire*. Son absence malgré la présence d'une famille de protéines similaires apoliprotéines est un facteur de vieillissement.

Le **gluten** est une protéine visqueuse insoluble liant les molécules d'amidon et se transforme en acides aminés libres. Il est constitué de 2 protéines insolubles donnant l'élasticité à la farine :
- la *gliadine*, protéine extraite de certains végétaux qui a un

rôle important dans la maladie coeliaque, les allergies.
- la *gluténine*, protéine de réserve dans les graines.

C'est la fraction proétique insoluble du grain de blé, d'orge et de seigle.
Le gluten de l'épeautre est mieux toléré par les allergiques.
Le gluten est absent dans la châtaigne, le maïs, le quinoa, le pois chiche, le riz et le sarrasin.

La **proamine** est une substance verdâtre glutineuse.
Les protéines visqueuses lient les molécules d'amidon dans le blé,
l'orge et le seigle.

L'**urée** est un déchet azoté provenant de la dégradation des protéines
par le foie. Elle est filtrée par les reins qui l'élimine dans les urines.
Elle est issue de l'ammoniac produit en général par la transformation
d'acides aminés dans les cellules et de l'ammoniac par le foie.

LES PURINES

Les purines constituent une des bases azotées des acides nucléiques. En effet les acides nucléiques sont les supports du code génétique et existe sous deux types : l'ADN* et l'ARN*. Ces acides sont constitués de nucléotides.

Un *nucléotide* résulte de l'association d'un sucre (ribose pour l'ARN* et désoxyribose pour l'ADN), d'un groupe phosphate et d'une base azotée purine ou pyrimidine (base azotée aromatique).

Les purines peuvent être synthétisée par l'organisme.

Elles se trouvent en grande quantité dans la viande, le poisson, le chou fleur, les légumes à cosse et les levures.

Dans l'ADN* les purines se trouvent sous forme d'adénine, de cytosine, de guanine et de thymine.

L'**adénine** est un composé essentiel du vivant. C'est une molécule présente dans tout le corps. Elle s'apparente à la thymine dans l'ADN* et à l'uracile dans l'ARN*.

La **cytosine** s'associe à la guanine dans l'ADN* et l'ARN*. On en trouve dans le bouleau.

La **guanine** se trouve sous forme de cytosine.

La **thymine** est une base pyrimidine, composé essentiel du vivant dans l'ADN*.

L'**uracile** est aussi une base pyrimidine spécifique se liant avec l'adénine.

Les purines peuvent de dégrader et entraîner une accumulation d'acide urique, ce qui peut donner la maladie de la goutte.

La **xanthine** est issue des bases adénine et guanine converties en acide urique.

L'**acide urique** est donc dû à la dégradation des purines chez l'homme. Il doit être en faible quantité dans le sang. Filtré par les reins il doit s'éliminer par les urines. Il peut se cristalliser en urate dans les articulations d'où des rhumatismes ou de la goutte.
Il est présent dans les abats, le chocolat, la viande rouge, le soja.

L'**uricémie** est le taux d'acide urique dans le sang. Il doit être de 20 à 70 milligrammes par litre.
Il existe des aliments riches en acide urique comme les viandes fumées et les abats, certains poissons (anchois, fruits de mer, hareng, sardine et saumon), certains légumes (l'asperge, le champignon, le céleri branche, le chou, l'épinard, l'oseille et la rhubarbe), les fruits secs, le cacao et le chocolat.

LES SAPONINES

Les **saponines** ou **saponoïdes** ou **saponosides** sont soit des triterpènes soit des stéroïdes. Elles sont sous forme d'hétérosides* ou de glucosides et ont des propriétés moussantes. Elles servent de détergents car leur mousse ressemble à celle du savon. Elles entrent dans la composition des agents moussants des lessives.

Les saponines servent aux plantes à se défendre.

Les saponines agissent sur la perméabilité des membranes et aident à prévenir des cancers et les maladies cardiovasculaires. D'autre part elles se lient au cholestérol pour l'éliminer et stimulent le système immunitaire*. Elles favorisent l'expectoration des muqueuses et le lavage des reins. Elles ont un effet décongestionnant et sont antalgiques*.

Elles peuvent être toxiques à forte concentration.

Les meilleures sources de saponines sont les graines de soja et les pois chiches. Elles sont aussi fréquentes dans les racines comme le réglisse, dans les légumes comme l'ail, l'avoine, la châtaigne, l'épinard, le haricot en grains, les légumineuses*, les noix diverses, le petit pois, la pomme de terre, le quinoa, le soja, la tomate, les herbes aromatiques dont le romarin, le thé et le ginseng. On en trouve aussi dans le le bouillon blanc, le fragon, l'hysope, le souci, la verveine citronnée, la violette.

L'**astragalane** et l'**astragaloside** de l'astragale sont des saponosides.

La **glycryrrhizine** dont l'**aglycone** ou **acide glycyrrhétique** du réglisse sont des saponosides triterpéniques.

L'**équisétonine** est une saponine de la prêle.

LES SELS MINERAUX

Les sels minéraux sont des nutriments sans valeur énergétique qui doivent être apportés par l'alimentation.
Les minéraux se trouvent dans l'aubergine, le cerfeuil, le chou de Bruxelles, le chou rave, le haricot vert, l'huile d'onagre. Mais aussi dans l'anémone Sylvie.

Calcium Ca
Le calcium est indispensable à la croissance des os et des dents.
Il intervient dans le fonctionnement musculaire et la coagulation sanguine et prévient les contractions musculaires. Il peut soulager les maux de tête. Il favorise l'endormissement.
Il nécessite de la vitamine D pour être absorbé au niveau de l'intestin. Les vitamines A et C facilitent aussi son assimilation dans l'organisme.
La dose journalière recommandée est de 1 000 à 1500 milligrammes.
On le trouve dans les algues, l'artichaut, l'asperge, l'avoine, la bette, la betterave rouge, le brocoli, la carotte, le cassis, le céleri, la châtaigne, la chicorée, le chou, le chou fleur, le citron, le cresson, l'endive, l'épinard, le fenouil, la fève, la figue sèche, la fraise, la groseille, le haricot blanc, la laitue, la lentille, la mâche, le navet (feuille), la noix de cajou, l'oignon, le persil, le pissenlit, la poire, le poireau, le pois, le pois cassés, la pomme de terre, le quinoa, le radis, la rhubarbe, le rutabaga, le sésame, la tomate, les produits laitiers, le gruyère (500 milligrammes dans 50 grammes de gruyère), le jaune d'œuf, les noisettes, les amandes, la crevette, la moule.
On le trouve dans l'alfalfa, l'argousier, le bambou, la camomille, le ginseng, l'hibiscus, le lithothame (carbonate de), le plantain, la spiruline.
Attention : Les céréales contiennent de l'*acide phytique* qui empêche l'absorption du calcium.
Il faut éviter de l'absorber en même temps que du fer (3 heures entre).
Le café et le coca peuvent réduire son absorption.
Trop de calcium peut provoquer un arrêt cardiaque.

Magnésium Mg

Le magnésium permet au calcium et au potassium de pénétrer dans les cellules des fibres musculaires. Il entre dans la composition des dents et des os. Il active de nombreuses enzymes.

Il prévient les maux de tête, régule les contractions du myocarde, améliore le stress et permet l'équilibre du système nerveux. Il est recommandé en cas de spasmophilie*. Il a un effet calmant sur les muscles et les neurones. C'est un anti stress naturel. Il protège des maladies cardiovasculaires. Il régule le rythme cardiaque et le fonctionnement des muscles.

Il transmet l'influx nerveux. Il a un rôle fondamental dans la synthèse des neurotransmetteurs* et la modulation de la dopamine et la noradrénaline.

Un déficit peut entraîner des douleurs musculaires, de la fatigue et des palpitations.

Le magnésium est un cofacteur d'assimilation de la vitamine D et stimule le système immunitaire*. Il agit sur l'infection et et le cerveau.

La dose recommandée est de 400 milligrammes par jour.

On le trouve dans les algues dont le kelp, l'amande, l'artichaut, l'avoine, la banane, la bette, le boulgour, le cassis, la châtaigne, la chicorée, le chou et le chou fleur, les céréales complètes, le citron, l'endive, la fève, les flocons d'avoine, la fraise, les germes de blé, les graines, la groseille, le haricot sec, l'huile d'arachide, les légumes verts feuillus*, la lentille, le maïs, les noix diverses, les noisettes, l'orange, l'orge, le pissenlit, le potiron, le pruneau, le quinoa, le radis, la rhubarbe, le riz complet cuit, le seigle, le sésame, le soja, la tomate, les fruits de mer, le filet de flétan grillé ou cuit au four, le chocolat noir et le thé.

On en trouve dans les autres plantes comme l'alfalfa, le bambou, le bouleau, le ginseng, l'hibiscus, le lithothame, l'ortie, la spiruline.

Attention : il diminue les quantités d'adrénaline essentielle pour la production d'énergie.

Le **chlorure de magnésium** permet de lutter contre les virus. Cependant il est contre indiqué en cas d'insuffisance rénale.

Phosphore P

Le phosphore contribue à la solidification des os et des dents et aux transferts d'énergie. Il est indispensable au bon fonctionnement des neurones.

On le trouve dans l'amande, l'avoine, la betterave rouge, le blé, le cassis, le céleri rave, la châtaigne, le chou brocoli, le chou fleur, le citron, le concombre, l'endive, la fève, le haricot blanc, l'huile d'arachide, la lentille, le maïs, la mâche, la mangue, la noix de cajou, l'orange , l'orge, le pois, le pois chiche, le pois gourmand, la pomme de terre, le potiron, le pruneau, le quinoa, le radis, le radis noir, la rhubarbe, le riz complet ou blanc, le seigle, le sésame, le soja, la tomate, le thé.

On en trouve aussi dans les plantes suivantes : l'argousier, le bambou, le ginseng, l'ortie, le plantain, la spiruline.

Potassium K

Le potassium maîtrise la pression sanguine, réduit le risque de caillot et diminue l'hypertension artérielle et l'ostéoporose. Il se trouve dans la constitution des tissus. Il diminue la perte de calcium par les urines.

Il joue un rôle essentiel dans l'équilibre des liquides en osmose dans l'organisme. Il agit sur le fonctionnement du cœur, le système neuromusculaire* et le métabolisme protéine, sucre. Il préserve les capacités physiques et musculaires.

Il est recommandé d'en absorber 1gramme par jour.

On le trouve dans l'abricot sec, les algues, l'amande, l'artichaut, l'asperge, l'aubergine, l'avocat, la banane, la bette, la betterave, le cassis , le céleri, la cerise, le champignon, le chou, le chou fleur, le citron, le concombre, la courge, l'endive, l'épinard, le fenouil, la fève, le germe de blé, la groseille, le haricot sec ou vert, le kiwi, la laitue, la lentille, le maïs, la mangue, le melon, le melon de Canteloup, le navet, la noix de cajou, l'oignon, l'orange, le persil, le poireau, le pois, la pomme de terre, le pruneau, le quinoa, le radis noir, la rhubarbe, le riz, le soja, la tomate, les agrumes, le lait écrémé et le thé.

On en trouve aussi dans les plantes suivantes : l'alfalfa, l'argousier, le bouleau, le frêne et le ginseng, l'ortie, l'orthosiphon, le panais, la spiruline, le sureau noir (nitrate).

Attention : un déficit peut entraîner la maladie d'Alzheimer ou des maladies cardiovasculaires et rénales.

Sodium Na

Le sodium maintient l'équilibre acide base.

Associé au chlore il s'oppose à la perte de liquide de l'organisme. Il joue un rôle dans la transmission de l'influx nerveux permettant aux muscles de se contracter.

On recommande 0,8 gramme par jour.

On le trouve dans la bette, la betterave rouge, le céleri, le concombre, l'épinard, la fève, le haricot sec, la lentille, le navet, la noix de cajou, l'oignon, le poireau, le pois sec, le pruneau, le riz, la tomate, le lithothame.

Attention : en excès il peut provoquer de l'hypertension artérielle.

Soufre S

Le soufre intervient dans la composition des diverses hormones (glutathion, insuline). Il fait partie des vitamines B1 B8, héparine et kératine. Il se lie aux produits toxiques pour les neutraliser et détoxiquer l'organisme. Il améliore les douleurs musculaires.

On en trouve dans l'ail, l'asperge, la betterave, le chou, la fève, le haricot sec, les lentilles, le maïtaké, l'oignon, l'ortie, le poireau, les pois, le rutabaga, la tomate et la camomille.

L'*héparine* est une glycoprotéine anticoagulante.

La *kératine* est une protéine insoluble contenant des acides aminés à base de soufre et surtout de cystéine. On la retrouve dans les cheveux et l'épiderme de la peau.

DES SUBSTANCES DIVERSES

L'**allantoïne** de la grande consoude accélère la cicatrisation de la peau et la régénérescence des cellules. Elle est apaisante, anti-transpirante et hydratante.
Elle est utilisée dans les crèmes anti-acné ou solaires, le dentifrice, le rouge à lèvres, le shampoing.

La **chlorophylle** est un pigment vert des végétaux de la famille de la chlorine. Elle ne survit pas à la cuisson. Elle est un régulateur des acides , un antioxydant.* Elle dépure le sang et est bonne pour l'écosystème intestinal.
On la trouve dans les légumes à feuilles vertes*, les microalgues d'eau douce (chlorella, spiruline).

La **myristicine** est une molécule présente dans l'huile essentielle d'aneth, dans la carotte, la noix de muscade. Elle est voisine de l'apiol du persil.
Elle est utilisée en cuisine mais est toxique à forte dose pour le système nerveux..

L'**oléorésine** est une solution naturelle de résine utilisée dans les huiles essentielles. Elle est composée d'acides dits résiniques et de terpènes. C'est un produit utilisé dans les vernis.
Elle est extraite des rhizomes de gingembre.

Les **substances sulfuriques** ont des effets néfastes sur la santé.
On en trouvent dans l'asperge, sous forme d'essences dans le chou vert.

Les **sulfures allyliques** sont des substances complexes qui font pleurer quand on épluche de l'ail frais ou de l'oignon. Ils stimulent les enzymes qui éliminent les toxines et inhibent* les tumeurs. Ils empêchent le cholestérol et les lipides sanguins. L'*allicine*, l'*allyle*, la *garlicine* de l'ail sont considérées comme des antibiotiques. Le *sulfure* et le *disulfure* de *diallyle* de l'ail sont des composés soufrés.

LES SYMBIOTIQUES

Les symbiotiques sont des associations de prébiotiques et probiotiques.
On les trouve dans les produits laitiers fermentés comme le yaourt et le kéfir.

Les prébiotiques
Les prébiotiques sont des aliments non digestibles, qui favorisent l'action des probiotiques. Ils sont composés de fibres alimentaires solubles non digérées. L'inuline qui est une fibre, la gomme arabique, les galacto saccharides sont des prébiotiques.
Ces prébiotiques améliorent la fixation du calcium et du magnésium au niveau de l'intestin car ils améliorent la flore intestinale. Ils constituent une source de nourriture pour les bonnes bactéries intestinales. Ils diminuent le taux de cholestérol et de sucre dans le sang.
On les trouve dans l'ail, l'artichaut, l'avoine, la banane, les légumineuses*, l'oignon, le romarin, le soja, le topinambour, les végétaux à fibres.
L'*inuline* est une fibre soluble qui est qualifiée de prébiotique.

Les probiotiques (pro : pour bio : vie)
Les probiotiques sont des micro-organismes vivants (bactéries, levures) bénéfiques pour la santé. Ils ne vivent que dans un milieu acide. Ils ne faut pas abuser de sucre.
Ils terminent le travail de la digestion. Ils synthétisent certaines vitamines et favorisent l'assimilation des nutriments. Ils empêchent le développement de microbes néfastes et renforcent les défenses immunitaires*. Ils stimulent augmentent l'activité des bifidobactéries et lactobactéries (effet bénéfique pour la flore intestinale).
Ils sont présents dans le vin, le fromage, les produits laitiers fermentés, les légumes lactés fermentés ou leur jus comme la choucroute. Les yogourts ne fournissent pas assez de bactéries bénéfiques car ils sont stabilisés pour la conservation.

Attention : il ne faut pas en prendre si le système immunitaire* est affaibli.

L'ennui s'est qu'ils peuvent donner des gaz intestinaux.

La *levure de bière* agit comme un probiotique.

LES TERPENES

Les terpènes sont des hydrocarbures aromatiques naturels cycliques produits par les plantes en particulier les conifères. Ce sont des composants majeurs de la résine et de l'essence de térébenthine.
On en trouve dans l'anis vert, l'estragon, la menthe poivrée, le serpolet, le sureau noir, le thym, la verveine citronnelle.
Ils ont des propriétés odoriférantes, anti bactérienne, sédative et empêche l'accumulation des toxines.

Les aldéhydes terpéniques sont anti bactériens, anti inflammatoires, antiseptiques aériens, anti virus, calmants, sédatifs mais sont irritants pour les muqueuses. Les huiles essentielles doivent être diluées dans un support huileux citronellal, citral, manuka, lemon grass, citronella d'Inde, litsee citron, verveine citronnelle.

Les **terpinéols** ou **terpinols** ou **terpinoles** sont anti bactérien, anti - infectieux, anti inflammatoires, calmants, diurétiques*, hypotenseur.
On en trouve dans les huiles essentielles de cajeput du pin, de lavande, de marjolaine, de petit grain du genièvre, de tee tree.
- le *terpinéol* est un antiseptique* et un calmant.
On en trouve dans le genièvre, l'hysope et sous forme d'alpha terpène dans le ravensare.

Les **oxydes** :
Eugénol et *méthylchavicol* du pin maritime.

Les **esters terpéniques** :
L'*acétate d'eugényle* se trouve dans le giroflier.
L'*acétate de linalyle* de trouve dans les huiles essentielles de bergamote, lavande, lavandin super et petit grain.
L'*acétate de néryle* est un antalgique* se trouvant dans les huiles essentielles d'hélichryse italienne, orange amère, sauge sclarée.
L'*acétate de mytényle* soigne les hémorroïdes, les spasmes* et les varices. On le trouve dans la myrte rouge.

Les terpènes se classent en différents groupes: les monoterpènes, les sesquiterpènes, les diterpènes, les triterpènes et les polyterpènes.

Les **monoterpènes** sont aussi dans les huiles essentielles et ils permettent de lutter contre les cancers. Ils stimulent les défenses immunitaires*, aident à lutter contre les agents infectieux.
On peut en répertorier :
Les pinènes dans l'huile essentielle de ciste et de ylang ylang.
- le *pinène* est un hydrocarbure avec lequel on fabrique l'essence de térébenthine.
On en trouve dans le genièvre, la lavande, le pin, le ravensare, le romarin, la sarriette.
- L'*alpha-pinène* est un des principaux monoterpènes. C'est un antiseptique*.
Il se trouve dans le gingembre, la lavande, la menthe et la sauge. On en trouve dans les huiles essentielles de ciste, de cyprès, de genièvre commun,d'hélichryse italienne, de laurier noble, de lavande fine, de lentisque pistachier, de myrte rouge, de néroli, de niaouli, ravantsara et romarin officinalis.
- Le *bêta-pinène* est aussi un des principaux. Il est antiseptique*. Il a une odeur de sapin et se retrouve dans l'achillée millefeuille, le basilic, l'eucalyptus, le persil, le romarin, la rose et l'essence de térébenthine, l'huile essentielle d'ajowan, de citronnier, de lavande vraie, de pin sylvestre et de ravantsara.
On trouve des alpha et bêta pinènes dans l'achillée millefeuille, la verveine citronnelle.
- le *d-pinène* se trouve dans le cyprès.
- le *gamma-pinène* se trouve dans l'eucalyptus.
- l'*alpha-terpinène* se trouve dans le coriandre doux, l'huile essentielle de citronnier et d'hélichryse italienne.
- le *gamma-terpinène* se trouve dans le citronnier et la mandarine.
- le *camphène* est un poison en grande quantité. Il est antiseptique* et anesthésique.
Il se trouve dans l'huile essentielle de camphre, de citronnelle et de bergamote.
On en trouve aussi dans l'achillée millefeuille, l'eucalyptus, le fenouil, le genièvre, le pin, le romarin.

- Le *limonène* est présent dans de nombreuses huiles essentielles.
Son nom vient du citron. C'est un insecticide à odeur d'orange.
Il est utilisé en cosmétique.
On en trouve dans la cardamome, les huiles essentielles de bergamote, citron, mandarine, orange, thym vulgaire et verveine odorante.
-Le *myrcène* est un hydrocarbure monoterpénique (voir hydrocarbure).
- L'*ocimène* du basilic et de l'huile essentielle de la lavande vraie.
- Le *parcymène* est aussi un hydrocarbure anti inflammatoire puissant présent dans l'huile essentielle d'ajwan et de thym.
- Le *sabinène* est un composé organique naturel monoterpénique présent dans l'huile essentielle de cyste.

Les **aldéhydes monoterpéniques** :
- le *citronellal* est obtenu par distillation de l'essence de citronnelle ou de géranium. On le trouve aussi dans l'eucalyptus citronné et la mélisse.
- le *myrténal* de trouve dans l'huile essentielle de myrte commune.

Les **alcools monoterpéniques** ou **monoterpénols** :
 L'*alcool perillyle* est une substance complexe. C'est un alcool terpénique et monoterpène utile pour lutter contre les cancers.
On en trouve dans la cerise.

Les monoterpénols sont anti infectieux, antiviraux, bactéricides, fongiques*, et tonifiant pour le système immunitaire*.
On les trouve dans les huiles essentielles de bois de rose, géranium rosat, laurier noble, lavande aspic et vraie, marjolaine des jardins, menthe poivrée, niaouli, palmarosa, petit grain, tee tree, thym, ylang ylang.
- le *bornéol* est un arôme artificiel. Il est antalgique* et anesthésiant mais s'oxyde au camphre. 'est un irritant respiratoire et pour la peau.
On en trouve dans le pin, et un certain nombre d'huiles essentielles (ciste, romarin, ...).
- l'*eucalyptol* ou *cinéol* ou *1,8-cinéole* provient de l'eucalyptus, le romarin, le basilic ou la sauge, la sarriette ou le ravensare, de l'huile

d 'armoise arborescente, de cannelle, de lavandin, de niaouli et de ylang ylang..
- le *citronellol* est présent dans la rose.
- le *géranéol* est présent dans le thym.
- le *géraniol* a l'odeur de rose et utilisé en parfumerie et est un additif. C'est un répulsif des insectes.Il provient de l'huile essentielle de citron, citronnelle, de géranium, de lavandin « super », de litsee citronnée, de néroli et de petit grain.
On en trouve aussi dans la le basilic, la citronnelle de Java, le géranium bourbon, la le thym serpolet et le thym vulgaire à thymol. lavande et la verveine citronnelle.
Attention il peut provoquer des allergies.
- le *lavendulol* est un composé organique de l'huile essentielle de lavande.
- le *linalol* est un alcool allergène provenant des essences de cannelle et de fleur d'oranger à l'odeur de muguet. Il est antalgique*, anti inflammatoire, antiseptique*, vasoconstricteur*.
On en trouve dans le basilic et la cardamome, les huiles essentielles de ciste, d' hélichryse italienne, de lavandin, de myrte rouge, de néroli, d'origan compact, de romarin, de tee tree, de thym vulgaire et tilleul.
- le *menthol* est issu de la menthe.
On en trouve aussi dans la cardamome.
- le *nérol* ou *nérodol* ou *néraniol* se trouve dans les huiles essentielles de citronnelle et de houblon.
- le *thujanol* est un anti infectieux, bactéricide, hépato stimulant. On le trouve dans l'huile essentielle du thym à thyjanol.

Les **oxydes monoterpéniques** :
1,8 cinéol ou eucalyptol est antalgique*, anti inflammatoire, expectorant*. On le trouve dans les huiles essentielles de basilic chénotype linalol, cardomome, eucalyptus globulus ou radié, gattilier, laurier noble, lavande, myrte rouge, niaouli, ravantsara, romarin officinale à 1,8 cinéol, sauge scalarée et tee tree.

Les **cétones** sont aussi des monoterpènes. Elles sont constituées de l'acétone et du camphre, notamment le camphre de la verveine. Elles sont anti-spasmodiques et un détoxifiant hépatique. Elles sont régénératrices mais neurotoxiques.

On trouve des cétones dans l'achillée millefeuille, l'aneth, le cyprès, le fenouil, les graines de carvi, l'hysope, la menthe poivrée et verte, la rue et la sauge.

On trouve du camphre dans les huiles essentielles d'armoise arborescente, de camomille romaine, de ciste, de curcuma, de litsee citronnée.

La *carvone* est un terpène à peau orangée se trouvant dans l'aneth, le carvi et la menthe verte.

La *menthone* est liée au menthol. C'est une cétone issue des différentes menthes et du pélargonium.

La *salvone* est une cétone trouvée dans la sauge.

La *thuyone* vient du thuya et se trouve aussi dans l'hélicryse italienne, la sauge officinale et le thym.

La *verbénone* vient du romarin.

Les **sesquiterpènes** sont des terpènes contenus dans les huiles essentielles de l'armoise arborescente, de la citronnelle, de la camomille matricaire, du gingembre, de la smyrrhe.

Ce sont des agents de défense des plantes. Ils sont calmants et anti inflammatoires.

On en trouve dans la chicorée, le clou de girofle, la verveine citronnelle.

On trouve de l'alcool sesquiterpénique dans la matricaire.

- Le *lactone sesquiterpénique* dont la *cynaropicine* de l'artichaut a une saveur amère, de même l'*arctropicrine* de la bardane.

- Le *parthénolide* est le lactone sesquiterpène de la grande camomille qui diminue l'action des neurotransmetteurs* (acétylcholine, adrénaline, sérotonine) sur les vaisseaux du cerveau.

- L'*oxyde de bisabolol A et B* de la camomille allemande ou la matricaire est un anti inflammatoire.

- Le *bêta-caryophyllène* de la cannelle est un sesquiterpène anti-inflammatoire.

- La *physaline* est un principe amer de l'alkekenge.

- Le *farnésol* est un alcool sesquiterpénique déodorant de l »huile essentielle deacacia, oranger et tilleul.

Les **alcools sesquiterpéniques** ou **sesquiterpénols** sont anti inflammatoires, stimulant et toniques géneraux.
Le *cédrol* est un sédatif en inhalation. Il irrite la peau, les yeux et le système respiratoire. On le trouve dans les huiles essentielles de cyprès et genièvre.
Le *vinidiflorol* est un anti bactérien, antiseptique*, cicatrisant et bon pour les problèmes circulatoires. On le trouve dans les huiles essentielles d'eucalyptus globulus, de niaouli et de tee tre.

Le *farnézène* se trouve dans les huiles essentielles d'achillée millefeuille, camomille allemande, cèdre d'Atlas, gingembre, myrrhe, patchouli, tanaisie annuelle, vétiver, ylang ylang.
Le *germacrène* est aussi un hydrocarbure bleu anti bactérien et anti inflammatoire. On le trouve dans les huiles essentielles d'origan vulgaire, de sauge sclarée, de tanaisie bleue.

Les **diterpènes** se trouvent dans les cristaux des résines et du latex.
On en trouve dans le marrube blanc et le romarin.
Le *carnosol* est un diterpène phénolique du romarin et de la sauge. Il est anticancer (prostate), anti inflammatoire, antioxydant*, neuroprotecteur* des cellules dopaminergiques.
Le *sclaréol* est immunostimulant, inhibiteur* des cellules cancéreuses. On le trouve dans la sauge sclarée.

Les **triterpènes** se trouvent dans les résines sous forme d'ester ou d'hétéroside*. Ils sont très répandus dans la nature.
Certaines saponines sont des triterpènes. On les a déjà vues.
On en trouve dans le ginseng, la lavande, la mélisse, la potentille et le réglisse.
L'*acide bétulique* réagit contre l'escolchia coli, le staphylloccus aurus et le VIH.

L'*acide quinovique* des écorces de quinquina est un triterpène qui est astringent* que l'on trouve aussi dans la potentille.

L'*acide ursolique* protège des cancers, des maladies inflammatoires et le système cardiovasculaire. On le trouve dans le basilic, l'olivier, l'orthosiphon, le plantain, le romarin, la sauge et le thym.

Le *bilobalide* est un lactose triterpénique des feuilles du ginkgo biloba. C'est un neuroprotecteur*.

L'*alcool triterpénique* de trouve dans l'huile végétale d'amande douce.

Le *bétulène* de l'écorce de bouleau blanc et du chaga est anti tumoral et hépato protecteur.

Le *squalène* est un précurseur de l'anestérol.

Les **tétraterpènes** se trouvent dans les pigments.

Le *carotène*, pigment orange est un caroténoïde non oxygéné et un tétraterpène. On a vu son rôle important notamment pour la croissance et la vision.

Le *lycopène* de la tomate ou de l'abricot ou de l'orange et aussi un tétraterpène et un caroténoïde de par sa couleur rouge, très utile pour prévenir de nombreuses maladies.

Les **tétranortriterpènes** se trouvent dans les agrumes :

Les *limonoïdes* sont responsables de l'odeur des pelures d'agrumes comme la limonine. Celle-ci est abondante dans le jus d'orange.

On trouve ces substances aussi dans le pamplemousse dans le margousier : l'*azadirachtine*.

D'autre part on rencontre des composés dérivés des terpènes :

Les **iridoïdes** sont des dérivés des monoterpènes. On y trouve :

- l'*aucuboside* est un iridoïde des feuilles de plantain. C'est aussi un glucoside. On en trouve aussi dans le bouillon blanc.

- l'*harpagide* et l'*harpagoside* de l'harpagophytum ou griffe du diable sont des anti-inflammatoires et des anti rhumatismaux. L'harpagide est un constricteur*.

- l'olivier est un hypotenseur.
- la scrofulaire est un anti-viral.
- la valériane est un sédatif nerveux.

Les **terpénoïdes** sont des composés organiques similaires aux terpènes. Ce sont des anti-bactériens. Ils se caractérisent par leurs qualités aromatiques. Ce sont des composés organiques aromatiques mais pas des hydrocarbures.
Le *carvacrol* ou *cymophénol* est un phénol terpénoïde arôme de l'origan. Il est antibactérien de type escherichia coli et contre les douleurs musculaires. On le trouve dans les huiles essentielles d'origan, sarriette, serpolet et thym ;
Le *chamaluzène* est anti allergique, anti inflammatoire, calmant, hypotenseur. Il est de couleur bleue. On le trouve dans l'achillée millefeuille, la matricaire et la tanaisie.

Le *citral* et l'*acide oléanolique* en font partie. L'acide oléanolique est un vasodilatateur*.
- le *citral* ou *lemonal* sont des isomères du *géranial* et du *néral* se trouve dans la citronnelle (essence de citron), la verveine.
- *l'alpha citral* se trouve dans les huiles essentielles de citronnelle des Indes, de lemon grass, de litsee citronnée, de marrube, de verveine citronnée.
Le *ginkgolide* est une lactone diterpénoïde. C'est le principe actif des feuilles du ginkgo biloba. C'est un vasculoprotecteur* et est aussi utilisé pour les pertes de mémoire des personnes âgées.

L'*acide ganodérique* et *ganodérénique*, le *ganodérane* sont des triterpénoïdes anti-inflammatoire présents dans le reishi.
L'acide ganodérique du reishi est un anti-tumeur.

LES VITAMINES

Les vitamines sont des substances nécessaires au bon fonctionnement de l'organisme. Elles jouent un rôle de catalyseurs et aident à assimiler les autres nutriments.

Les vitamines ne sont pas produites par l'organisme en général, sauf la vitamine D qui peut être produite par la peau sous l'effet du soleil et la vitamine K qui est élaborée à partir de la flore intestinale.

Les vitamines se partagent en deux catégories :

Les *hydrosolubles* qui se dissolvent dans l'eau et ne peuvent donc pas être emmagasinées dans l'organisme sauf B12. Ce qui nécessite un apport journalier. Ce sont les vitamines B, C et P.

Les *liposolubles* qui sont moins fragiles et s'emmagasinent dans les tissus adipeux, le foie. Ce sont les vitamines A D E K. Elles sont solubles dans les graisses. Elles sont détruites à plus de 110°.

Les vitamines A, C, E sont des antioxydants* et sont détruites par la chaleur. Elles s'oxydent facilement.

Attention : les vitamines A D E K en excès dans l'organisme peuvent être toxiques.

Vitamine A

Elle est stable à la chaleur et soluble dans l'huile.

Elle apporte le pourpre rétinien (dans les cônes et les bâtonnets) et aide à l'adaptation à la lumière crépusculaire. Elle augmente la protection des muqueuses et renforce les défenses de l'organisme. Elle possède d'importantes propriétés : anti-infectieuse, détoxiquante. Elle est nécessaire pour la division cellulaire et la croissance tissulaire.

La vitamine A se trouve dans les légumes ou fruits de couleur rouge, jaune ou orangée.

L'apport journalier recommandé est de 3,1 milligrammes.

On en trouve dans l'abricot sec, l'algue noire, l'asperge, l'avoine, le cassis, le cerfeuil, la chicorée, le chou, le chou rave, le citron, le cresson, l'épinard, l'endive, la figue séchée, la goyave, la lentille, la mâche, le maïs, le millet, l'oignon, le pamplemousse, la papaye, le paprika, le persil, le petit pois, les pois cassés, chiches et gourmands, le radis noir et aussi la pervenche.on en trouve aussi dans le jaune d'oeuf, le thon en boîte et le foie.

Il existe différentes vitamines A :
A1 *rétinol* : d'origine animale (le beurre, l'œuf, le fromage, le lait non écrémé, le poisson gras).
A2 *déhydrorétinol* : le foie des poissons.
Pro A *carotène* : dans le thé, les fruits (l'abricot, la banane, la mandarine, le jus d'orange, la pêche, le pruneau, le melon), les légumes (la betterave, la carotte, l'échalote, le haricot en grains ou vert, la laitue, le poireau, le poivron, la tomate) et les plantes (l'argousier, la mauve, la pervenche, la spiruline).
   Bêta carotène : la carotte, l'épinard, le chou frisé, le chou brocoli cuit, le choux de Bruxelles, la courge à chair jaune ou orange, la courgette, les légumes verts feuillus*, le fenouil, le persil, la patate douce cuite, les fraises, la pastèque en dés, le poivron rouge haché, le potimarron, la courge, la tomate.
Les légumes doivent être stockés dans un endroit frais et sombre.

Vitamine B groupe de différentes vitamines
Elles sont toniques.
On trouve de la vitamine B dans l'asperge, la betterave, le blé, la carotte, le cassis, le cerfeuil, le chou, l'épinard, la goyave, la groseille, l'huile d'olive, la lentille, la mâche, le melon, le millet, l'oignon, l'orge, l'ortie, la patate douce, la pêche, le petit pois et tous les pois, le radis noir, le sésame, le thé et le ginseng, le plantain, la spiruline et le sureau noir, la levure de bière.

B1 ou thiamine est la vitamine du système nerveux. Elle est essentielle au métabolisme du cerveau, des muscles et du cœur et indispensable à l'assimilation des sucres. Elle transmet l'influx nerveux. Elle est fragile car elle est détruite à 100 ° et altérée par congélation.
L'apport journalier recommandé est de 1, 3 à 1, 5 milligrammes.
On peut en absorber en mangeant des céréales complètes ou germées (enveloppe des graines), des fruits secs oléagineux (l'amande,

l'arachide, le colza, la noix du Brésil, l'olive, le sésame, le soja, le tournesol), des algues, du citron, des figues, des haricots en grains, du kiwi, des légumes secs, des lentilles, du maïs, des noisettes, de l'orange, de pois, de la pomme de terre, du quinoa, du riz, des champignons, e la volaille, du jambon, des œufs ou en buvant du jus de carotte. On en trouve aussi dans la levure de bière ou le sucre raffiné, l'argousier, la mauve.

Attention : elle est détruite par le poisson cru.

Un manque peut provoquer une polynévrite.

B2 ou riboflavine ou G est la vitamine de l'énergie et des crampes musculaires. Elle influe sur les tissus de l'œil, participe au métabolisme de la cornée et du cristallin et prévient la cataracte. Elle augmente la régénération des tissus (peau, muqueuses) . Elle permet de lutter contre les radicaux libres car elle fabrique du glutathion. Mais elle est sensible à la lumière.

C'est un colorant alimentaire jaune E 101.

L'apport journalier recommandé est de 1, 8 milligrammes.

Manger des algues, des amandes, des carottes, des champignons, des châtaignes, des céréales, du citron, du concombre, des côtes de bettes, des endives, de l'épinard cuit, des feuilles de betterave, du lait, du kiwi, des légumes verts feuillus*, du persil, des pois, du quinoa, du riz, des tomates, de la volaille, de la viande ou du yaourt et de la mauve peut nous en apporter.

B3 ou niacine, ou PP est aussi une vitamine de l'énergie. Elle améliore la respiration cellulaire et augmente l'efficacité d'un acide aminé le tryptophane. (nicotanamide). Elle favorise la synthèse de la sérotonine. Elle est un régulateur du cholestérol et des triglycérides*. Elle permet de lutter contre les troubles du sommeil, de l'appétit et l'asthénie. Elle entre dans la constitution du système enzymatique du métabolisme des glucides, lipides et protides. Elle intervient au niveau du système nerveux .

L'apport journalier recommandé est de 15 à 20 milligrammes.

On peut s'en procurer en mangeant des amandes, du cassis, des céréales, des champignons, des châtaignes, du citron, de l'endive, du

kiwi, du persil, des pois, des pommes de terre, du quinoa, du riz, du thon en boîte, du saumon fumé, de la viande maigre ou de la volaille.
Attention : une carence entraîne un dysfonctionnement cérébral.

B4 ou adénine est la vitamine des globules blancs.
On en trouve dans les germes des céréales.
Attention : une carence entraîne une polynévrite.

B5 ou acide pantothénique est la vitamine de la peau et des cheveux de l'anti-stress et   un coenzyme de la vitamine A.
Elle est sensible à la chaleur et participe au métabolisme des glucides et lipides.
L'apport journalier préconisé est de 10 milligrammes.
On en trouve dans la carotte, le champignon, le chou, la fige, les germes de céréales, l'épinard, l'oignon, la papaye, la pastèque, les pois, les pommes de terre, le seigle, le jaune d'œuf, le saumon, le poisson, la volaille, la gelée royale et la levure de bière.
Attention : une absence produit la mort.

B6 ou adermine ou pyridoxine intervient dans le métabolisme des acides aminés dont le tryptophane. Elle participe à la fabrication des anticorps, à l'oxygénation du cerveau. (chlorhydrate pyridoxine) et la formation de l'hémoglobine. Elle stimule le système immunitaire* .
Elle est sensible à la lumière. Elle optimise l'absorption de la vitamine B2 avec qui elle contrôle le taux de l'homocystéine (marqueur des risques cardiovasculaires et de la dépression). Elle aide à la synthèse de la vitamine B3.
Il est conseillé d'en prendre 2 milligrammes par jour.
On en trouve dans l'avocat, la banane, la betterave rouge, le céleri rave, les céréales complètes, le chou, l'épinard, la figue, les flocons ou germes de céréales, le haricot, la lentille, la noix, la patate douce, le pissenlit, le poireau, le pois, le pois chiche, la pomme de terre, le riz complet, le saumon, le maquereau, le jambon.
Attention : une déficience est remarquée chez les alcooliques, en cas de prise de psychotrope.
Une déficience due à la prise de la pilule contraceptive peut provoquer la dépression.

B7 ou I ou J empêche les dépôts de graisse dans les organes. Elle est un facteur de l'augmentation des levures. Elle n'est pas considérée comme une vitamine pour l'homme.
On en trouve dans l'avoine.

B8 ou biotine ou H1 est une vitamine de la peau et du cœur. Elle sert au transfert de l'énergie et du CO2, à la protection des muqueuses et de la peau, à la biosynthèse* des acides gras, à la formation des globules rouges et au fonctionnement du foie. Elle évite les malformations congénitales.
On en trouve dans l'artichaut, l'asperge, la carotte, le chou, le chou fleur, le chou de Bruxelles, le concombre, l'épinard, le haricot, la laitue, la lentille, le maïs, la noix, le poireau, le pois, la pomme de terre, le riz, la tomate, le foie, le rognon, le jaune d'œuf, le soja et les oléagineux.

L'inositol est une substance vitaminique rattachée aux vitamines du groupe complexe B8. Il est présent dans les tissus (coeur, cerveau).
Il est essentiel au transport des graisses et intervient dans le traitement de la dépression, de la maladie d'Alzheimer, les crises paniques et les problèmes bipolaires.
On en trouve dans l'avoine, le germe de blé frais, la farine complète, la lécithine, les légumineuses, la noix fraîche.

B9 ou folate ou acide folique ou H L M est une vitamine de la peau et des cheveux. Elle permet l'absorption des vitamines B1 et B12 dans l'intestin grêle. Elle sert à la formation des globules rouges. Elle est aussi essentielle pour la division des cellules et le dédoublement de l'ADN*, la croissance. Elle est bonne pour le cerveau, améliore la mémoire et l'attention. Elle est produite en petite quantité par les bactéries de l'intestin. Elle joue un rôle stimulant du système immunitaire*. Elle sert à la synthèse des neuromédiateurs* et au système nerveux.Elle est très sensible à l'oxydation, la chaleur, la lumière, l'ébullition.
Il est recommandé d'en absorber 400 microgrammes par jour.
Beaucoup d'aliments en contiennent : l'amande, l'artichaut, l'avocat, la banane, la carotte, le céleri, la cerise, le cerfeuil, la châtaigne, la

chicorée, le chou brocoli, le chou de Bruxelles, le chou fleur, le concombre, la courge, le cresson, l'endive, l'épinard, l'endive, la fève, les fruits rouges, le haricot sec ou vert, le kiwi, la laitue, les lentilles, la mâche, le melon, le navet, les noix, l'orange, l'orge, l'ortie, le panais, la patate douce, le persil, les pois cassés ou chiches ou gourmands, la pomme, la pomme de terre, le pruneau, le radis, le romarin, le seigle, la tomate, le jus d'orange, l'œuf (jaune), le foie, la levure.
On en trouve également dans les fromages affinés (bleu ou camembert), les semoules, les pâtes, les pains et riz complets.
Attention : une carence peut entraîner une anémie.

B 10 ou acide para-amino-benzoïque H2 H3 intervient dans la formation de la mélanine. Elle protège la peau de la lumière solaire et est un facteur de croissance des micro-organismes.
Elle n'est pas considérée comme une vitamine pour l'homme.
On en trouve dans l'avoine.

B11 ou carnitine BT O T est la vitamine de l'appétit mais elle n'est pas considérée comme une vitamine pour l'homme.

B12 ou **cobalamine** génère les globules rouges. Elle maintient les nerfs en bonne santé. Elle aide à l'intégration des acides aminés. Surtout elle est indispensable à l'augmentation des muscles et au maintien de poids, à la croissance, et aussi nécessaire au métabolisme du fer. Elle évite l'érosion de la cornée. Elle sert à la formation des hématies (globules rouges) dans la moelle osseuse. Mais elle est sensible à la lumière. Elle améliore la mémoire et l'attention et permet de lutter contre les troubles du cerveau.
On n'en trouve pas dans les plantes mais dans la viande, la volaille, le foie, les produits laitiers écrémés, les œufs, les fruits de mer, les crabes, les crustacés, les moules, les palourdes à la vapeur, le maquereau et les algues.
Attention : elle est détruite par l'alcool, la pilule et la chaleur.

B15 ou acide pangamique est la vitamine anti fatigue pour les sportifs et de la respiration cellulaire.

1 à 2 milligrammes sont recommandés par jour.
Seul le riz peut nous en procurer.

C ou acide ascorbique est la vitamine de défense de l'organisme. Cette vitamine est un excellent antioxydant* car elle participe à la synthèse des globules blancs et de certains anticorps. C'est aussi un bon anti-cancer et elle inhibe* les effets néfastes des métaux lourds. Elle est utile pour fabriquer le collagène (structure cellulaire, gencive) et la cicatrisation. Elle protège les articulations des radicaux libres. Elle aide l'insuline à pénétrer dans les cellules et au métabolisme des acides aminés. Elle augmente l'absorption du fer et favorise l'effet de la vitamine E.
Elle est concentrée dans le cerveau et les glandes surrénales.
60 milligrammes par jour est un minimum à prendre mais en fait il est recommandé plus de 200 milligrammes, par contre on ne doit pas dépasser 1 000 milligrammes par jour.
La vitamine C est soluble dans l'eau et sensible à l'oxydation*. C'est pourquoi elle est détruite par la chaleur et la lumière. Elle diminue très vite dans les légumes frais (exemple 30 % se perd en 24 h dans les haricots frais).
La cuisson des aliments en contenant doit être courte à haute température. Ces aliments qui peuvent nous en apporter sont l'ail, l'algue noire, l'artichaut, le brocoli cuit, le chou de Bruxelles cuit, la courgette cuite, le haricot en grains et le vert, les légumes feuillus verts* foncé, les légumes riches en bêta carotène, le navet, la noisette, la patate douce cuite, le persil, le petit pois, la pomme de terre, le radis, le radis noir, le rutabaga, la rhubarbe (plus la tige est rouge plus le goût est doux), le paprika, le piment, le poivron rouge haché, les fruits tropicaux, l'ananas, la papaye, la pastèque en dés, le pamplemousse, le cassis, le citron, le citron vert, la groseille, la goyave, la mangue, le jus d'orange, la fraise, la framboise, la pêche, le kiwi, le melon, le melon Canteloup, la tomate, le thé, l'algue nori crue, l'acérola, l'argousier, la passiflore, le plantain.

D ou calciférol est la vitamine du squelette. Elle est antirachitique et indispensable à la croissance car elle permet l'absorption du calcium et du phosphore. Il permet aussi de lutter contre l'ostéoporose. Les

ultraviolets transforment les stérols en vitamine D et celle-ci stimule tous nos organes et nos fonctions vitales d'où cela protège notre immunité*, notre système cardiovasculaire, notre système hormonal et notre forme physique et mentale. Elle protège alors contre le cancer, le diabète de type 1, l'ostéoporose et les maladies auto-immunes*. Elle joue un rôle important pour le cerveau et le système nerveux. Elle a aussi un rôle dans l'activation du système immunitaire*. Elle permet la minéralisation des os, la masse musculaire et les performances physiques chez les personnes âgées.
Elle permet l'absorption du calcium au niveau intestinal et la rétention du phosphore par les reins.
La vitamine D stimule la synthèse de la cathélicidine antibiotique naturel. La forme active est le cacitriol.
 La principale source de vitamine D est l'exposition au soleil. Il est conseillé de se mettre 15 minutes par jour le visage et les mains au soleil.
Il est recommandé d'en absorber 15 milligrammes par jour.
On en trouve dans les céréales, le petit pois, le lait, le poisson gras, le jaune d'œuf et le foie.

La vitamine D avec le magnésium renforce les os. La vitamine D sans magnésium ne peut pas être efficace. Elle maintient les muscles et la dentition.
On augmente sa quantité de vitamine D de mai à septembre en exposant ses bras et son visage au soleil pendant 10 minutes.
La vitamine D associée au curcuma peut freiner le vieillissement cérébral.

On distingue deux vitamines D différentes :
La **vitamine D2** ou **ergocalciférol** trouvée d'abord dans l'ergot de seigle mais également dans d'autres aliments, dans les végétaux.
La **vitamine D3** ou **cholécalciférol** qui est animale (dérivés des stérols du métabolisme des animaux) et se trouve dans les huiles de foie de poisson, le lait, le beurre et le fromage. Le *calciférol* se transforme en *calcidiol* au niveau hépatique puis en *calcitriol* au niveau rénal ou cellulaire.Elle est produite pour réagir contre les UV.

E ou -tocophérol est un antioxydant* très puissant d'où elle protège de l'oxydation des acides gras polyinsaturés. C'est la vitamine de la fécondité. Elle protège les membranes cellulaires et les globules rouges. Elle régule la circulation et protège les artères. Elle protège des acides gras. Elle pâlit aux douleurs musculaires. Elle aide au stockage de la vitamine A dans le foie. On en trouve en concentration dans le cristallin.
Il est recommandé d'en prendre 20 milligrammes par jour.
Elle est insoluble dans l'eau mais soluble dans les graisses et sensible à la lumière.
C'est aussi un additif alimentaire E 306. Par contre E 307 308 309 sont des vitamines E synthétiques.
Elle existe sous **8** formes naturelles : *alpha tocophérol, bêta tocophérol, gamma tocophérol, delta tocophérol*

Alpha tocotriénol, bêta tocotriénol, gamma tocotriénol, delta tocotriénol.

Les **tocotriénols** protègent les cellules du cerveau, réduisent le mauvais cholestérol LDL et préviennent certaines cancers. C'est une forme rare de la vitamine E que l'on trouve dans l'huile de son de riz. On la trouve dans les amandes, l'asperge, l'avocat, la betterave, la carotte, le cassis, les céréales complètes, la cerise, le chou, la citrouille, le citron, le cresson, l'épinard, le fenouil, le germe de blé, le kiwi, la laitue, le maïs, la myrtille les noix, les noisettes, l'orange, l'ortie, la papaye, le persil, le petit pois, le poireau, le potiron, le quinoa, le sarrasin, le sésame, le son de riz, la tomate et les huiles culinaires (arachide, olive, tournesol), l'huile de soja en première pression à froid. On les trouve aussi dans les huiles végétales d'argan et de germe de blé.
On en trouve aussi dans l'argousier, le plantain, le pourpier, la spiruline, les herbes aromatiques.

K ou phylloquinone ou phytoménadione est la vitamine de la coagulation sanguine. Elle est produite par les bactéries intestinales de l'adulte. Elle aide à lutter contre l'ostéoporose et les troubles cardiovasculaires et neurodégénératives. Elle fixe le calcium sur la matière protidique des os.

Elle est insoluble dans l'eau mais soluble dans l'huile et sensible à la lumière.

On en trouve dans l'asperge, la banane, le blé, le cassis, le chou, le brocoli, le chou de Bruxelles, le chou fleur, la ciboulette, le cresson, l'épinard, l'endive, la figue, la laitue, le maïs, la mangue, le petit pois, la pomme de terre, la tomate, les fruits, l'huile de soja et d'olive, la viande et le foie, ainsi que l'alfalfa, la spiruline.

Attention : elle est dangereuse pour les calculs rénaux.

On distingue trois vitamines K :

La vitamine **K1** ou **phylloquinone** qui sert à la coagulation du sang et se trouve dans les légumes verts*.

La vitamine **K2** ou **ménatétrénone** ou **ménaquinone** qui sert à la calcification des os mous et est produite par des bactéries dans le colon. Mais elle se trouve aussi dans les fromages fermentés, le yogourt.

La vitamine **K3** ou **ménadione** qui n'existe que sous forme synthétique et est toxique pour les organes hépatiques.

Acide carboxylique : atome de carbone en double liaison avec un atome d'hydrogène et lié par une liaison simple à un groupe hydroxyle (radical OH).

ADN ou acide désoxyribonucléique : constituant essentiel des chromosomes et support de l'information génétique.

Analgésique : substance qui supprime la douleur.

Antalgique : médicament pour réduire la douleur.

Antifongique : substance qui détruit les champignons du corps et traite les mycoses.

Antiseptique : substance qui tue ou prévient l'augmentation des bactéries.

ARN ou acide ribonucléique : messager support de l'information génétique et support de l'hérédité. Convoyeur entre l'ADN et les protéines.

Astringent : substance qui ressert et raffermit les tissus.

Biosynthèse : formation d'un corps chimique composé par un organisme vivant. L'azote est nécessaire pour la biosynthèse des acides aminés.

Constricteur : substance qui resserre les muscles.

Diurétique : substance qui augmente le volume des selles et permet leurs évacuations.

Expectorant : sustance provoquant l'expulsion es sécrétions accumulées dans le système respiratoire.

Glycémie : taux de glucose dans le sang.

Hétéroside : molécule née de l'association de substances glucidiques et de substances non glucidiques.
On en trouve dans la douce amère, la pulsatille des prés et la verveine.

Hydrolyse : décomposition d'un corps par fixation des ions H+ et OH- provenant de la dissociation de l'eau.

Inhiber : substance qui diminue ou empêche un processus physiologique de se réaliser.

Légumes feuillus verts : bette, chou, endive, épinard, persil, salade.

Légumineuses : sont les plantes dont les fruits sont des gousses.

Maladie auto-immune : maladie due à l'hyperactivité du système immunitaire* à l'encontre de substances ou tissus qui sont normalement dans les organes. exemple : la polyarthrite rhumatoïde.

Neuromodulateur : libère des substances chimiques pour amplifier ou diminuer une sensation comme une douleur par exemple.

Neuromusculaire : maladie de l'unité motrice, du muscle ou de sa commande nerveuse.

Neuroprotecteur : protection des neurones, protection étendue à tout l'ensemble des tissus nerveux. C'est la protection du cerveau mais aussi maintenant des pathologies neurologiques et psychiatriques.

Neurotoxique : élément chimique ou biologique contenant une toxine qui agit sur le système nerveux des organismes par contact.

Neurotransmetteur ou neuromédiateur : substance chimique qui transmet l'information d'un neurone à un autre comme l'acétylcholine, la sérotonine, la dopamine ou la noradrénaline.

Organique : matière carbonée produite par des végétaux ou des animaux ou des microorganismes comme les glucides, les lipides, les protéines, les tanins, les terpénoïdes ou les flavonoïdes.

Oxydation : réaction chimique au cours de laquelle se produit un transfert d'électrons. Un atome capte des électrons oxydants et rejette des électrons réducteurs.

pH ou potentiel hydrogène : activité chimique des ions hydrogène. Mesure de l'acidité ou basicité d'une solution : < 7 milieu acide 7 neutre et > 7 basique.
Le pH du sang normal est entre 7, 35 et 7, 50.

Photosensibilisant : qui augmente la sensibilité au soleil.

Spasmophilie : ensemble de symptômes liés à un état anxieux ou dépressif.

Système immunitaire : système chargé de défendre l'organisme contre les agressions extérieures. Il dépend des quantités de minéraux, oligo-éléments ou vitamines contenus dans les cellules.
80 % des cellules du système immunitaire se trouvent au niveau de l'intestin.
Il est constitué de globules blancs spécifiques ou lymphocytes T fabriqués par le thymus et B fabriqués par la moelle épinière qui en présence de protéines étrangères dans le sang (antigènes) déclenche la fabrication des immunoglobulines.

Triglycérides : lipides potentiellement dangereux qui circulent dans le sang et qui aident au stockage des graisses.

Vasculoprotecteur : produit à base de flavonoïdes qui améliore la résistance des vaisseaux capillaires.

Vasoconstricteur : substance qui rétrécit les vaisseaux sanguins.

Vasodilatateur : substance qui dilate les vaisseaux sanguins.

Veinotonique : médicament dont la propriété est d'augmenter le tonus de la paroi veineuse et ainsi de facilité la circulation du sang.

REFERENCES

Livres ou revues:
- Aliments remèdes des médecins ou le pouvoir curatif des aliments de Selene Yager collection MODUS SANTE chez modus Vivandi.
- Bio contact BP 81 601 Gaillac Cedex.
- Les combats de la vie ou mieux que guérir, prévenir de Luc Montagnier avec la collaboration de Dominique Vialard chez France Loisir.
- Le régime sans viande de Jacques Desbrosses chez Hachette.
- Médecine et alimentation du futur sans la direction de Philippe Desbrosses et Nathalie Calmé chez Le Courrier du Livre.
- Pluriel nature BP 70 059 84 143 Montfavet Cedex.

Sites Internet :
- www.actu-environnement.com
- www.aquaportail.com
- www.Ch informationhospitalière.com
- fr.wikipédia.org/wiki/encarta
- www.carrotmuseum.co.uk/falcarinol.html
- www. creapharma.ch
- www.e-sante.fr/dietitique
- www.espritsante.com/nom cherché
- www.futura-sciences.com
- www.gestionsante.free/nom cherché
- wwwguidenutrition.com
- www.isodisnatura.fr/oméga 3
- www.isoflavones.info/fr
- www.larousse.fr
- www.lanutrition.com
- fr.wikipedia.org/wiki/liste_des_additifs_alimentaires
- www.medecineintégrée.com
- www.médiadico.com
- webpeda.ac montpellier.fr
- www.montignac.com
- www.notretemps.com

- www.nutranews.org
- www.nutrition.fr
- www.passeportsante.net
- www.phyto-santé.org (guide des plantes)
- www.placedubienetre.com/magazine/040125kiwi
- www.santepratique.fr
- www.santé et bio.fr
- www.sfa-site.com   (société française antioxydants)
- www.theupfoundation.org
- www.vulgaris-médical.com
- fr.wikipédia.org
- en.wikipédia.org/wiki/mot recherché
 et des sites étrangers.
- www.la-c.l.e.f.pagesperso-orange.fr/reishi.html
-www.wikiphyto.org>wiki>noni
-www.phenol-explorer.eu/compounds/9
-www.ecosociosystemes.fr>terpenes
-www.mes-huiles-essentielles.com>biochimie
-sante-medecine.journaldesfemmes.com
-leslitseescitronnees.com
Malgré ma vigilance j'ai pu oublié des sources sachant que certaines informations se trouvent sur différents sites Internet

Gélose, 56
Géranéol, 96
Géraniol, 9-13-96
Germacrène,98
Gingérol, 77-78
Ginkgolide, 100
Ginsénoside, 62
GLA, 21
Glabridine 52
Gliadine, 81
Glucane, 47-56-57
Glucide, 52-54 à 56-58-69-71-77-78-103-104-112-113
Glucine, 15
Glucitol, 27
Glucoalcaloïde stéroïdique, 29-57
Glucoiridoïde, 57
Glucomannane,45-56
Glucosamine, 16
Glucosaminoglycane, 56-58
Gluconastentiine, 60
Glucoside, 57-85-99
Glucosinolate, 37-57
Glutamate, 8-15
Glutamate monosodique GSM, 9
Glutamine, 16
Glutathion, 15-42-52-75-103
Gluten 81
Gluténine, 81
Glycane, 55-56
Glycémie, 42-52-56-58-66-112
Glycéride, 61
Glycérine, 62
Glycérol, 61-62
Glycine, 15-52
Glycogène, 54-57
Glyco lipide, 61-62

Glycoprotéine, 81-89
Glycyrrhizine, 57-85
Gomme, 27-46-91
Goutte, 83-84
Graisses hydrogénées, 10
Guanine,83
Gymnémine, 57
Gymnémique, 57

H
Harpagide, 99
Harpagoside,99
HDL, 10-18-63-66
Hémorroïde, 50-53-93
Héparine, 58-89
Hépatique voir foie
Heptose,55
Herdénine, 29
Hespérétine, 52
Hespéridine, 52
Hétéroside, 30-51-57-85-98-112
Hexane, 36
Histamine, 16
Histidine, 16
Homocystéine, 13-17-104
Hormone, 14-17-41-60-62-63-64-70-72-80-81
Humectant, 27
Hydrocarbure, 36-37-95-98-100
Hydrocarbure aromatique, 36-93
Hydrocarbure monoterpénique, 95
Hydrolyse, 79-111
Hydroquinone, 57-77
Hydroxytyrosol,78
Hyperforine, 77
Hypéricine, 24-77

Lysine, 13

Niacine, 103
Nickel, 69
Nitré, 7
Noradrénaline, 17-113
Nutriment, 5-11-12-86-101

O
Obésité, 34-66
Octanol, 36
Ocymène, 95
Oestradiol, 62
Oestrogène, 28-60-72-73
Oléorésine, 90
Oleuropéine, 49
Oligo-élément, 12-65
Oligoproanthocyanidine OPC, 49
Oméga 3, 19
Oméga 6, 19
Oméga 9, 19
Organique, voir composé
ORL, 75
Oryzanol, 63
Os, 68-86-108-109-110
Ose, 54
Ostéoporose,66-72-74-88-107-108-109
Oxydase, 41
Oxydation, 7-15-24-50-67-70-79--107-113
Oxyde de bisalobol, 97
Oxyde monoterpénique, 43-96
Oxyde terpénique, 93

P
PAC voir proanthocyane
Paludisme, 28
Pancréas, 21-66

Papaïne, 41
Papavérine, 28
Parabène, 7-8
Parcymène, 95
Paraphénylèndiamine PPD, 8
Parkinson, 13-19
Parthénolide, 97
Peau, 23-33-49-57-71-75-89-103 à 106
Pectine, 27-46-56
Peptidase, 41
Peptide, 80
Peroxydase, 41
Pesticide, 8
pH, 16-24-25-39-49-113
Phénéthyle, 60
Phénol, 76 à 78-100
Phénylalamine, 9-14-28-35-38-76
Phényléthanol, 57
Phényléthylamine, 28
Phénylméthyle, 76
Phénylphénol, 7
Phénylpropène, 36
Phénylpropanoïde, 38
Phlobalphène,79
Phloroglucinol,78
Phosphoglycéride, 62
Phospholipide, 62-63
Phosphore, 87-88-107
Photosensibilisant, 24-76-113
Phycocyanine, 80
Phylladène, 37
Phyllaquinone, 109
Physaline, 29-97
Phytate, 26
Phytoménadione, 109